ANSIEDAD SOCIAL (FOBIA SOCIAL): CUANDO LOS DEMAS SON EL INFIERNO

DR. RAFAEL J. SALÍN-PASCUAL
PROFESOR DE PSIQUIATRÍA – DEPARTAMENTO DE PSIQUIATRÍA Y SALUD MENTAL. FACULTAD DE MEDICINA. UNIVERSIDAD NACIONAL AUTÓNOMA DE MÉXICO.

Ansiedad Social (Fobia Social): Cuando los demás son el infierno
Rafael J. Salin-Pascual
2019

ISBN: 9781704741222
Imprint: Independently published

ANSIEDAD SOCIAL (FOBIA SOCIAL): CUANDO LOS DEMAS SON EL INFIERNO.

DR. RAFAEL J. SALÍN-PASCUAL
PROFESOR DE PSIQUIATRÍA – DEPARTAMENTO DE PSIQUIATRÍA Y SALUD MENTAL. FACULTAD DE MEDICINA. UNIVERSIDAD NACIONAL AUTÓNOMA DE MÉXICO.

CONTENIDO

CONTENIDO 7
ANSIEDAD SOCIAL (FOBIA SOCIAL) VESTIGIO EVOLUTIVO PREVALENTE 11
¿POR QUÉ LAS PERSONAS NO SE PERCATAN QUE TIENEN ANSIEDAD SOCIAL? 20
SUBTIPOS DE ANSIEDAD SOCIAL 22
EL ESPECTRO DE ALTERACIONES POR ANSIEDAD SOCIAL ... 25
TRASTORNO DE PERSONALIDAD EVITANTE 29
ANSIEDAD SOCIAL RELACIONADA CON LA IMAGEN CORPORAL 29
COMORBILIDADES CON LA ANSIEDAD SOCIAL 31
OTROS TIPOS DE TRASTORNOS POR ANSIEDAD 33
FOBIAS 76
NEUROBIOLOGÍA DE LA ANSIEDAD SOCIAL 85
TEORÍA DE LA MENTE 88
AUTOPERCEPCIÓN O CONCIENCIA-DE-SI-MISMO. 90
EL PESO ECONÓMICO DE LA ANSIEDAD SOCIAL 103
NEUROBIOLOGÍA DE LA ANSIEDAD   SOCIAL 106
ESTUDIOS DE NEUROIMAGEN 114
PRUEBA DE ESTRÉS SOCIAL DE TRIER (PEST). 129
ASPECTOS GENÉTICOS 135
EPIDEMIOLOGÍA GENÉTICA DE LA ANSIEDAD SOCIAL 141
ANSIEDA PARA ASISTIR A LA ESCUELA 146
DIAGNÓSTICO DE ANSIEDAD SOCIAL EN LA INFANCIA 149

DETECCIÓN OPORTUNA Y REHABILITACIÓN EN LA INFANCIA 152

TRATAMIENTO FARMACOLÓGICO DE LA ANSIEDAD SOCIAL 157

EXPOSICIÓN GRADUADA EN ANSIEDAD SOCIAL. 162

TÉCNICA DE RELAJACIÓN ISOMÉTRICA 169

TÉCNICAS DE PARO DE PENSAMIENTO 174

CONTROL DE PREOCUPACIONES 179

LA AMIGDALA EN EL RECONOCIMIENTO DE MIEDO EN LA ANSIEDAD SOCIAL. 184

MÉTODOS PARA CONDICIONAR LA REDUCCIÓN DE SÍNTOMAS DE ANSIEDAD SOCIAL. 199

ESCALA FNE 205

REESTRUCTURACIÓN COGNITIVA 208

IDENTIFICACIÓN Y CALIFICACIÓN DE ESTADOS DE ÁNIMO 223

DISTORSIONES COGNITIVAS 225

CUESTIONARIO PARA EVALUAR LA RELEVANCIA DE LOS PENSAMIENTOS AUTOMÁTICOS 227

LA TERAPIA COGNITIVA Y ANSIEDAD SOCIAL 228

EXPONERSE UNA Y OTRA VEZ 234

DISTORSIONES COGNITIVAS (ERRORES DE PENSAMIENTO). 243

DISTORCIONES MAS FRECUENTES EN ANSIEDAD SOCIAL .247

PERFECCIONISMO SOCIAL EN ANSIEDAD SOCIAL 252

EL CINE COMO VENTANA DE LA ANSIEDAD SOCIAL. 274

PUNTOS BÁSICO PARA CONSIDERAR EN ANSIEDAD SOCIAL ANTES DE IRSE 288

INTRUCCIONES PARA SALIR DEL INFIERNO QUE PARECEN SER LOS OTROS 290

"Si ya sabes lo que tienes que hacer y no lo haces entonces estás peor que antes" *294*

"NO HAY NECESIDAD DE FUEGO EL INFIERNO SON LOS OTROS"

Jean Paul Sartre

ANSIEDAD SOCIAL (FOBIA SOCIAL) VESTIGIO EVOLUTIVO PREVALENTE

A MANERA DE INTRODUCCIÓN

Quizás las personas que NO tienen ansiedad social, por ejemplo que son extrovertido, no se puedan imaginar el infierno en que viven las personas . con esta dolencia. El día a día, se transforma en una navegación por un campo de guerra imaginario, en donde los francotiradores son las personas que puedan detectar el mínimo defecto, ya sea físico, la forma de vestir, hablar, el tipo de peinado. El comer en público se convierte en algo que me recuerda a la película de Buñuel "El fantasma de la libertad"(1974). En donde los banquetes se hacen defecando y el comer ocurre en los espacios cerrados, tipo baños, pero en donde de una puertecita, sale el alimento que se devora.

"No me gusta que me vean comer doctor, como en mi auto, o a veces me voy al baño a comer". Esta es sólo una de las múltiples actividades que las personas con ansiedad social evitan hacer enfrente de otros. Entrar a un salón o a un auditorio ya lleno, cuando llegan en retraso. Hablar en público, hacer una pregunta o contestarla cuando el profesor la formula sin un destinatario definido. "Aunque me sepa la respuesta me quedo callado. Se que me pondría rojo, la voz me temblaría, y siento mi cara bañada en sudor".

En la tabla 1 se muestran las situaciones que mas evitan las personas con ansiedad social. El resultado final es una restricción social y el estar recluidos, en la llamada "zona de confort". La persona si quiere ir a una fiesta, sin embargo con solo pensar que puede hacer el ridículo, por no saber bailar, por no poder iniciar una platica, hace que la evitación de estas actividades sea predecible.

Tabla 1

SITUACIONES QUE EVITA	0 AL 10	MUY IMP	+/-	NO IMP
CONTESTAR O HABLAR AL TELÉFONO				
CONTESTAR PREGUNTAS EN CLASE				
PEDIRLE A ALGUIEN QUE SALGA CONTIGO				
PREGUNTARLE ALGO AL MAESTRO O PEDIR AYUDA				
IR A FIESTAS, A BAILAR O ACTIVIDADES SOCIALES				
ENRROJECIMIENTO, TEMBLOR, O SUDAR ENFRENTE DE OTROS				
COMER CON DESCONOCIDOS				
INGRESAR A UNA HABITACIÓN O SALÓN DONDE HAY OTROS				
DAR UN REPORTE O LEER ENFRENTE DE OTROS				
SALIR EN UNA CITA				
INVITAR A UN AMIGO A SALIR				
PERMITIR QUE TE TOMEN UNA FOTOGRAFÍA				
PARTICIPAR EN UN GRUPO O EN CLASES				
ACTUAR EN PÚBLICO				
HABLAR A UNA FIGURA DE AUTORIDAD				
INICIAR O UNIRTE A UNA CONVERSACIÓN				
TOMAR UN EXAMEN				

ESCRITO U ORAL				
HABLAR A UNA FIGURA DE AUTORIDAD				
SER EVALUADO				
UTILIZACIÓN DE BAÑOS PÚBLICOS				
CAMINAR POR PASILLOS CON GENTE DESCONOCIDA				
TRABAJAR CON GRUPOS DE ADOLESCENTES				
ESCRIBIR EN EL PIZARRÓN ENFRENTE A OTROS				
OTRAS ACTIVIDADES				

Las personas con AS, tienen un grado de deterioro en su funcionamiento social, con repercusiones en áreas de la familia, escuela, ltrabajo, y en formas generalizadas, conduce a la marginación [3]. Las características centrales de la AS son el miedo al desempeño social. En la Tabla 2 se muestran los criterios para el diagnóstico de ansiedad social según el DSM-5, con modificaciones.

Tabla 2

CRITERIOS PARA ANSIEDAD SOCIAL MODIFICADOS DEL DSM-5.
Miedo o ansiedad intensa en una o mas situaciones sociales en las que el individuo está expuesto al posible examen por parte de otras personas.
El individuo tiene miedo de actuar de cierta manera o de mostrar síntomas de ansiedad que se valoren negativamente.
Las situaciones sociales casi siempre provocan miedo o ansiedad.
Las situaciones sociales se evitan o resisten con miedo y ansiedad intensa.
El miedo o la ansiedad son desproporcionados a la amenaza real planteada por la situación social y el contexto cultural.
El miedo, la ansiedad o la evitación persisten, y duran típicamente seis meses o más.
El miedo, la ansiedad o la evitación causan malestar clínicamente significativo o deterioro en lo social, laboral, u otras áreas importantes en el funcionamiento.
El miedo, la ansiedad o la evitación no se pueden atribuir a los efectos fisiológicos de una sustancia, ni a otra afección médica.
El miedo, la ansiedad o la evitación no se explican mejor por los síntomas de otro trastorno mental, como el trastorno de pánico, el trastorno dismorfo fóbico corporal o un trastorno del espectro autista.

> Si existe otra afección médica (Parkinson, obesidad, quemaduras) el miedo, la ansiedad o la evitación está claramente no relacionado o es excesivo.

Algunas situaciones poco frecuentes en AS, pero que se reportan se observan en la tabla 3

Tabla 3

SITUACIONES POCO FRECUENTES DE ANSIEDAD SOCIAL
Hablar por teléfono
Presentar un examen
Comer con extraños
Leer en publico
Orinar en baños públicos
Entrar a un centro comercial
Preguntar direcciones

Los síntomas de la AS, se pueden dividir en dos grupos: Neurovegetativos y Cognitivos (Ver tabla 4). Esta agrupación nos permite entender que hay una activación del tipo "Arriba – Abajo", en donde señales poco claras del medio ambiente y de la interacción con personas desconocidas, activan reacciones neurovegetativas, que crean un tipo de reforzamiento negativo, en donde se cumple la predicción de malestar ante en escrutinio de los otros. [4-6]

Tabla 4

SÍNTOMAS NEUROVEGETATIVOS
Enrojecimiento, sudoración, palpitaciones, temblor, dolor abdominal, tensión muscular. Pueden llegar a desarrollar ataques de pánico.

SÍNTOMAS COGNITIVOS
Temor para detectar su ansiedad social: evitar contacto visual, exceso de autocrítica. Evitar exponerse a situaciones que detecten críticas. Evitación (zona de confort): ansiedad anticipatoria, disminución de autoestima

En términos ontogenéticos se ha propuesto que es normal que los niños de 7 a 10 meses tengan temor a extraños, pues esto genera reacciones de alarma hacia sus padres o cuidadores. Sin embargo, sí persiste y se asocia con temor a situaciones no familiares en la infancia, esto es un predictor de la fobia social. El mutismo selectivo en la infancia es equivalente a la ansiedad social en niños y en adultos. El 100 % de niños con mutismo selectivo, desarrollan ansiedad social y el 70 % de los familiares de primer grado tienen algunas formas de ansiedad social.

Se ha propuesto también que parte de la psicopatología de la AS, se deba a una excesiva preocupación por la imagen corporal, sin que llegue a los extremos de la dismorfofobia, pero sin con claras tendencias a la excelencia social, en donde no se permiten tener pequeños errores, o también que ellos se están monitorizando en exceso.

¿POR QUÉ LAS PERSONAS NO SE PERCATAN QUE TIENEN ANSIEDAD SOCIAL?

La ansiedad social entró en la nomenclatura psiquiátrica hasta 1980 en la tercera edición que trastornos mentales. Entonces se llamaba fobia social, en realidad los dos nombres se emplean de manera indistinta. El núcleo central es el miedo excesivo para enfrentarse a situaciones sociales en donde se asume, de antemano, que van a ser evaluados y criticados negativamente. La gama de situaciones es amplia, y no siempre tienen miedo a todas. Hablar en público, es quizás la situación mas frecuente, no solo en personas con ansiedad social, sino en la mayoría de las personas. Asistir a fiestas, conocer a personas, iniciar una conversación, tener una cita amorosa. Hablar con figuras de autoridad, hablar por teléfono, trabajar mientras los observan utilizar los baños públicos. En las formas generalizadas las personas se recluyen a sus habitaciones y tienen un mínimo contacto con los familiares.

Los síntomas de la ansiedad social se pueden organizar en somáticos, cognitivos y conductuales. El enrojecimiento pertenece a los síntomas somáticos neurovegetativos, al igual que la sudoración, el temblor de la voz y manos. Puede observarse taquicardia dolor abdominal y tensión muscular. Los síntomas de ansiedad pueden asemejarse a los ataques de pánico. A diferencia que los ataques de pánico idiopáticos, en el caso de los generados por ansiedad social si hay una causa externa, lo que determina esto es la exposición a otras personas o situaciones en donde presumen serán juzgados y/o ridiculizados.

En cuanto a los síntomas cognitivos estos incluyen pensamientos poco placenteros y de evitación, Las personas con ansiedad social temen que otras personas se den cuenta de su condición. Los síntomas conductuales incluyen el querer esconderse u ocultar las manifestaciones somáticas. Los pacientes se mantienen silenciosos, evitan el contacto con los ojos, pueden estar inquietos o simplemente inmóviles. La situación más extrema es la de evitar cualquier tipo de interacción social. Existe ansiedad anticipada cuando se sabe que se va poner en contacto con una de las situaciones que se teme. Por ejemplo semanas antes del examen ya está con temor a reprobar. En la medida la fecha del examen la ansiedad serás insoportable.

SUBTIPOS DE ANSIEDAD SOCIAL

En las formas generalizadas, en donde los pacientes se perciben como muy tímidos, se tiene un componente familiar relevante. Sin embargo hay formas de ansiedad social, que se focalizan a situaciones específicas. Por ejemplo la escuela o el trabajo, pero no en la vida familiar. También los hay que solo tienen dificultades con la familia, y afuera son diferentes. El síntoma clave es anticipar la situación que los pondrá a riesgo del ridículo, evaluado este, por premisas muy particulares y personales.

En la clínica, además de los criterios diagnósticos del DSM-5, se tienen algunas escalas clinimétricas, la mas relevante es la Liebowitz, con un punto de corte en 30 puntos para ansiedad social y 60 puntos para formas severas. La escala. Califica el miedo o ansiedad para enfrentarse a una determinada situación y que tanto evitaría ese evento.

Debido a que hay una gran prevalencia de ansiedad social (10 % de todo el grupo de trastornos por ansiedad) y las edades tempranas de inicio hay otras alteraciones psiquiátricas que la encubren. Fobia simple

(59%), agorafobia (45 %), abuso de alcohol , depresión mayor (17 %), uso de otras drogas (13 %). Además se asocia a cuadro clínicos mas amplios como ansiedad generalizada o depresión mayor; ataques de pánico sin agorafobia. También es común los trastornos de la alimentación, y de estos la anorexia, por la preocupación excesiva con la imagen corporal.

Trastorno dismórfico corporal. Este suele ser del tipo de racionalización que explica su falta de socialización. "¡Doctor soy el hombre mas feo del mundo!": "¡Tengo asimetría de mi rostro y la gente se me queda viendo!". Aunque también puede ser parte del espectro de ansiedad social, selectiva al hecho de mostrar ciertas partes del cuerpo. Por ejemplo, en mujeres que se ponen aumentos en las glándulas mamarias, y que rehúsan asistir a una playa por miedo a que descubran el tamaño real de sus senos. Lo mismo ocurre en los hombres que usan aditamentos para aparentar mayor tamaño de sus genitales. Uno de mis pacientes solía utilizar botas de un tamaño mayor al de su pie, pues en su interior a nivel del talón, tenía un aumento, que en realidad le aumentaba cinco centímetros su estatura corporal, con el tiempo tuvo una deformación de ambos pies, y de la columna vertebral, y sin embargo negaba el empleo de ese aditamento para aparentar mayor estatura.

En cuanto al uso de sustancias, la mas frecuente es el alcohol, seguida de la mariguana y opioides. El alcohol por si mismo es ansiolítico, utilizado como automedicación por personas con ansiedad social, que a la larga desarrollan una adicción a esta sustancia o a las benzodiacepinas bajo prescripción médica, como es el caso del clonacepam. Si bien, disminuyen la ansiedad, esto es totalmente sintomático, y no deben de utilizarse de manera aislada en estos pacientes, pues en general tienden a abusar de ellas y volverse tolerantes y dependientes.

La posibilidad de un diagnóstico diferencial con esquizofrenia debe de tomarse en cuenta, ya que ambas condiciones debutan en edades tempranas. El miedo a la critica de los demás puede simular a la paranoia. En la ansiedad social el miedo es al ridículo, en la esquizofrenia al daño. En etapas iniciales de la esquizofrenia hay un estado de aislamiento, que es marcado y súbito. Las personas con ansiedad social tienen una larga historia de estar aislados y en la escuela se sientan en las filas traseras.

Las alteraciones por ansiedad destacan en los diagnósticos diferenciales, timidez en un extremo hasta personalidad evitativa y esquizoide. Sin embargo en el espectro de la ansiedad social, solo la verdadera ansiedad social tiene recuperación y control, esto en si el diagnóstico diferencial.

EL ESPECTRO DE ALTERACIONES POR ANSIEDAD SOCIAL

En psiquiatría clínica los síntomas en cuanto a intensidad y manifestaciones pueden tener una variedad de formas, que se pueden agrupar en los llamados espectros. En el caso de la ansiedad social se puede partir desde formas de rasgos de personalidad que en si no son enfermedades, como es el ser tímido, hasta formas tan severas de ansiedad social como la denominada personalidad evitativa, que constituye una forma de malestar por estar en contacto con otras personas.

Hay formas intermedias muy limitadas a situaciones especiales, por ejemplo a la imagen corporal, que incluyen al trastorno dismórfico o al síndrome de referencia olfatoria. En Japón esta la forma de Taijin Kiofusho, en donde los afectados se dicen ser tan feos que su sola presencia lastima a otras personas. Algunas personas incluyen el síndrome de Asperger por sus problemas de interacción social en cuanto a las reglas convencionales. Otra forma de ansiedad social, con aislamiento total incluso de sus familiares se observa en Japón y Corea. Pero en Japón medio millón de personas viven como ermitaños modernos. Se les conoce como: "HIKIKOMORI": solitarios que se aislan de todo contacto social y a menudo, no abandonan ni su recamara en su casa parental por años.

Una encuesta gubernamental halló que son unas 541.000 personas (el 1,57% de la población) en ese país, pero muchos expertos creen que la cifra total es mucho más alta, pues a veces tardan años en pedir ayuda.

Se pensaba que esta condición era única de Japón, pero en los últimos años se ha extendido por el mundo. En la vecina Corea del Sur, un análisis de 2005 estimó que había unos 33.000 adolescentes socialmente aislados (el 0,3% de los habitantes) y en Hong Konguna encuesta de 2014 calculó que alcanzaba el 1,9% de su población. Un tema controversial (pero habitual) en las investigaciones sobre los hikikomori es la influencia de la tecnología moderna en el aislamiento. Todavía está lejos de establecerse cualquier vínculo potencial entre estos dos fenómenos, pero preocupa que la "generación perdida" de Japón pueda ser un llamado de atención, de nuestras cada vez más desconectadas sociedades.

El término hikikomori se refiere tanto a la condición como a quienes la padecen y fue acuñado por el psicólogo japonés Tamaki

Saito en su libro "Aislamiento social: una interminable adolescencia" (1998).

El espectro de malestar social, por un lado estaría la timidez y por el otro en el extremo la personalidad evitativa o esquizoide incluso. Entre timidez y ansiedad social hay algunas similitudes, ambos temen el escrutinio negativo, pocas habilidades sociales y conducta evitativa. Sin embargo el paciente con ansiedad social manifiesta una anticipación de eventos probables que lo pueden ridiculizar aunque estos nunca le hayan sucedido. Uno de mis pacientes RD, no se subía al trasporte publico, porque temía encontrarse a personas conocidas, que le llamaran por su nombre, prefería caminar aun cuando lloviera intensamente. Además no hay un estado de continuidad entre ser tímido y ansiedad social. Se calcula que la mayoría de las personas han sido tímidas en algún momento de sus vidas (90 %).

La ansiedad de los infantes para desconocidos es la regla, entre siete a diez meses, lo cual lleva a que estos lactantes, si ya gatean, a que no se alejen de las figuras familiares, o que se pueden irse con cualquier persona. Persistir con esta ansiedad a los extraños después del año se llama MUTISMO SELECTIVO. En estudios de seguimiento el cien por ciento de estos niños desarrollan ansiedad social, además de que hay alta frecuencia de familiares de primer grado con ansiedad social.

La ansiedad social también se subdivide en dos categorías: ansiedad social generalizada y no generalizada. En esta última solo hay condiciones especificas que se evitan. Por ejemplo, hablar en publico, conocer gente nueva. Asistir a comer sola. En la generalizada se llenan todos los criterios de situaciones que se evitan y hay ocasiones que con creces. Una de mis pacientes, por ejemplo, con ansiedad social generalizada, tenía todos los criterios, pero además no podía orinar si había alguien mas en el baño o en su casa, le pedía al novio que se saliera. Todos los ruidos corporales, sentía ella que les incomodaban a otras personas.

Otra paciente evitaba los abrazos, incluso de sus hijos y no podía hacer filas prolongadas por temor a que las personas le hicieran conversación.

Las formas de ansiedad social generalizada están asociadas a un inicio temprano, historia familiar de fobia social o de otro tipo de alteraciones de ansiedad. La idea de que la ansiedad social sea un constructo con diferentes categorías ha tomado relevancia. Por estudios con gemelos homocigoto, se ve si bien hay una alta concordancia, la expresión de la sintomatología no es homogénea.

Una de mis pacientes trilliza, solo ella tiene la forma de ansiedad social severa, pero sus otras dos hermanas son únicamente tímidas. Existe la propuesta de un cromosoma X frágil y que se asocia con frecuencia a la fobia social, sin embargo esto no es un dato patognomónico.

TRASTORNO DE PERSONALIDAD EVITANTE

Apareció en el DSM-III, con cinco criterios para que se considere el diagnóstico. En nuevas ediciones del DSM-IV, DSM-IV-TR y DSM-5, se propone que sea la misma entidad pero el trastorno de personalidad evitante, una forma extrema y severa. Afecta sobre todo el grado de funcionalidad. Las evidencias respecto a respuesta similar de tipo farmacológica y de terapia conductual apoyan la similitud de estos dos cuadros.

ANSIEDAD SOCIAL RELACIONADA CON LA IMAGEN CORPORAL

La preocupación con la imagen corporal sucede en la adolescencia en la mayoría de las sociedades, además es una de las etapas en que debuta la ansiedad social. El Trastorno Dismórfico Corporal (TDC), esta dentro de este grupo, y el síntoma central se caracteriza por una preocupación excesiva por un defecto imaginario en su apariencia física. Por ejemplo, asimetría facial, tamaño reducido de glándulas mamarias, oídos deformes, en general todo esto justifica la supuesta fealdad del paciente. Estos pacientes desarrollan Ansiedad Social y evitan salir y se mantienen en su "zona de confort". En un estudio se reporta que TDC es la cuarta comorbilidad de la ansiedad social. En la familia de estos pacientes, hay comorbilidad con trastorno obsesivo compulsivo además de ansiedad social.

SÍNDROME DE REFERENCIA OLFATORIA.

Este consiste en una preocupación excesiva por los olores corporales del paciente. Sudor, halitosis, olores de las regiones anales y genitales, de los pies. Las personas con este problema hacen el centro de su "racionalización", el malestar que provocan a los demás. Una paciente con esta alteración, con hijos y esposo odontólogos decía tener una halitosis insoportable, y utilizaba cubre bocas en mi consulta. El Taijin Kyofusho, es literalmente el miedo a las relaciones personales, argumentando fealdad que agrede a quien los llegue a mirar. En este mismo grupo están la anorexia nerviosa y la bulimia, en donde hay una distorsión de la imagen corporal.

En este mismo grupo podríamos localizar a la obesidad mórbida. En un estudio realizado por el autor y su grupo, encontramos una ansiedad social adquirida en obesidad mórbida, por las burlas de las cuales son objeto estas personas. También se observa ansiedad social en enfermos de Parkinson, sobre todo en etapas iniciales.

COMORBILIDADES CON LA ANSIEDAD SOCIAL

Los estudios epidemiológicos encuentran que el 50 % de personas con ansiedad social presentan otra forma de ansiedad. Por ejemplo otras fobias simples (37 a 60.8 %). Agorafobia de 8.8 % a 45 %. Ataques de pánico de 4.7 a 26.9 %. Ansiedad generalizada 2 a 27 %); trastorno obsesivo compulsivo (2 a 19 %) y trastorno por estrés postraumático (5 a 16 %).
Las alteraciones afectivas son también prevalentes en la ansiedad social, con un 41 % promedio en varios estudios. Distímia de 2.7 a 5.03 %. En el caso de adicción a las sustancias, el alcohol ocupa el 25 % de una muestra amplia con pacientes con ansiedad social, en el rango de dependencia al alcohol. Esta es junto con la depresión mayor las dos primeras comorbilidades de la ansiedad social.

Los trastornos de la alimentación también tienen un lugar relevante. En donde en una muestra alemana, la comorbilidad de anorexia nervosa fue de 55 % y 45 a 59 % y de bulimia. En este tipo de alteración en donde la imagen corporal puede ser utilizada como una "zona de confort" para explicarse el porque no se sale de casa o incluso de su recamara, el someterse a dieta extrema, vomitar, o hacer ejercicio compulsivo puede ser un pretexto para no ser visto en publico. El caso de la obesidad mórbida, como se ha dicho previamente parece ser un tipo de ansiedad social no generalizada adquirida, por el tamaño y deformación corporal que suelen tener estas personas. Si bien no es una regla que las personas con obesidad mórbida tengan ansiedad social si es una comorbilidad común.

OTROS TIPOS DE TRASTORNOS POR ANSIEDAD

Evolutivamente hemos adquirido un sistema generador de ansiedad. Tenemos una serie de circuitos neuronales y diversos centros nerviosos que están a cada momento del día monitorizando nuestro ambiente externo e interno para detectar variaciones y señales que pueden poner en peligro al organismo, de tal forma que lo previenen de un peligro, ante el cual tendrá que enfrentarse o retirarse.

En el caso de otras enfermedades psiquiátricas como la esquizofrenia o la depresión, existen manifestaciones clínicas que son del todo extrañas al funcionamiento normal de individuo, como pueden ser las alucinaciones, las ideas delirantes, para la esquizofrenia o la pérdida de interés en las actividades placenteras y en general de todos los apetitos como ocurre en la depresión. En los trastornos por ansiedad, hay una exageración de una función básica que es la conservación del individuo, que llevada a extremos puede resultar en condiciones como los ataques de pánico o las fobias.

La ansiedad por si misma puede ser un síntoma de muchas alteraciones médicas y psiquiátricas. En las primeras podríamos poner como ejemplos a estados como el hipertiroidismo, el feocromocitoma, y manifestaciones epilépticas, específicamente las crisis originadas en el lóbulo temporal, mientras que en el caso de alteraciones psiquiátricas, la misma depresión mayor es frecuente que se acompañe de ansiedad, lo mismo que la utilización de algunas drogas, como la cocaína y las anfetaminas o los síndromes de supresión de algunas drogas sedantes, en donde destaca el alcohol y los ansiolíticos mismos.

La ansiedad, por otro lado no tiene en todos los casos una naturaleza destructiva o dañina. Se conoce que para algunas ejecuciones, un nivel moderado de ansiedad lleva a la optimización en el desempeño de ciertas pruebas, ya que aumenta los niveles de vigilancia, atención y rapidez de ejecución, todo lo cual lleva a una ejecución satisfactoria. Sin embargo si la ansiedad aumenta, producirá efectos radicalmente opuestos.

Las distinciones entre miedo y ansiedad es de tipo convencional. Miedo connota una respuesta transitoria, focalizada, intensa y limitada a una amenaza identificada por el individuo. Mientras que el término ansiedad denota una respuesta de mayor duración y que puede ser desencadenada por estímulos desde poco convencionales (Vg., fobias simples, por ejemplo miedo a insectos) hasta estados de ansiedad constantes, como pueden ser la ansiedad generalizada. En la medida que la ansiedad aumenta de intensidad pierde sus características adaptativas y se transforma en unas situaciones displacenteras. Esto se debe a que la persistencia en la ansiedad lleva a un estado de fatiga, agitación, tensión, vigilancia excesiva, preocupaciones por aspectos en ocasiones insignificantes, estado extraños de irrealidad y despersonalización (el individuo tiene la percepción de que las cosas no son reales, sino que están presentes como en un sueño y de que no le están ocurriendo a él), todo lo cual conduce a un estado de mal funcionamiento cognitivo e intelectual. Esto lleva a estados de activación excesiva de los sistemas simpáticos, originando las manifestaciones clínicas de carácter neurovegetativos como son: taquicardia, cólicos abdominales, sequedad de boca, sudoración, enfriamiento de extremidades, aumento del tono muscular, aumento de la frecuencia respiratoria, la cual conduce a estados de descompensación aun mayores, al modificarse las condiciones de pH sanguíneo, debido a la pérdida de grandes cantidades de CO_2 y la subsiguiente alcalosis, que da lugar a sensaciones de mareo, e incremento de las sensaciones de irrealidad y despersonalización y aun mas puede llevar a estado de contracciones musculares anormales en manos del tipo de la tetania.

En ocasiones se utiliza la palabra estrés para connotar situaciones extremas de ansiedad. Sin embargo esta palabra y el concepto que subyace a ella se han utilizado en exceso y se les ha implicado en una gran cantidad de situaciones como fuente de explicación, lo cual ha diluido el concepto haciendo que se vuelva una palabra difusa. Se han buscado en el estrés múltiples explicaciones a diversas conductas como el fumar, las enfermedades cardiovasculares, la irritabilidad, la depresión mayor, las enfermedades psicosomáticas, la delincuencia y aún el empleo de drogas.

La palabra estrés fue tomada de la física y más concretamente del diseño de puentes. Robert Hooke, la utilizó para explicar la sobrecarga que deben de soportar los puentes y resistir otros fenómenos naturales como los vientos y terremotos. De ahí este término pasó a la biología, psicología y aún a la sociología. El estrés se convirtió así en el término que define las exigencias del medio ambiente sobre un sistema bio-psico-social. La atención al estudio del estrés aumentó cuando los militares detectaron que iba en aumento la presentación de las llamadas "neurosis de guerra", las cuales se habían explicado, en la primera Guerra Mundial, como producidas por daños en el cerebro, como resultado de las ondas expansivas de las bombas. Sin embargo era notorio que los soldados aquejados de la "neurosis de guerra", presentaba una serie de manifestaciones, que iban desde la disociación, estados de despersonalización y reacciones en general que le impedían luchar de manera eficaz. Después de la segunda Guerra Mundial, se hizo mas aparente que esta situación no-solo estaba presente en situaciones de combate, sino que incluso en aspectos vitales relevantes, como las relaciones maritales, en situaciones de trabajo de gran demanda, y en personas que habían sufrido accidentes pero que sobrevivían.

Existen conexiones evidentes entre el miedo, la ansiedad y el estrés. La razón de esto está sobre todo en que comparten mecanismos biológicos comunes. Pero el estrés, como la ansiedad y el miedo, tienen su aspecto fisiológico y adaptativo. Por ejemplo en una competencia física, el estrés fisiológico, con un aumento en la actividad de las glándulas suprarrenales, y del sistema simpático en general, puede llevar a que el sujeto completa la competencia exitosamente y aun que la gane a pesar del esfuerzo físico que realice, esta situación y el hecho de que el competidos disfrute del competir, le confiere ciertas características positivas al estrés en estas circunstancias.

Se habla también del estrés psicológico, el cual es desencadenado por emociones persistentes como el enojo, envidia, celos, ansiedad, que tiene repercusiones corporales similares al estrés físico. En este sentido se distinguen tres tipos de condiciones que activan este tipo de estrés psicológico: daño, amenaza y desafío.

En cuanto al daño, se refiere a acontecimientos que ya han ocurrido y que han resultado en algún perjuicio, por ejemplo pérdidas, y estas pueden ser desde un ser querido, hasta de aspectos mas materiales. En la amenaza, que es la forma más común de estrés psicológico, el daño aun no ocurre, pero este es posible, probable e inevitable. Finalmente el desafió es un acontecimiento que se valora como una oportunidad, en lugar de probabilidad de daño. En este caso también puede haber una lucha, con desgaste, por lo cual resulta estresante.

Para otros autores el estrés psicológico se origina por las siguientes fuentes: presiones, frustraciones, conflictos y la combinación de miedo y ansiedad. La presión, se observa cuando se nos demanda, ya sea externa o internamente (nos auto exigimos) completar una actividad en un tiempo limitado, o de una manera específica, que a veces excede nuestras capacidades. En el caso de la frustración, hay un bloqueo de necesidades o deseos que experimenta una persona. En los conflictos, hay la necesidad de escoger entre dos o más opciones que son alternativas que compiten, o que con puestas entre si. Por ultimo estas en condiciones de miedo o ansiedad continua, a su vez son emociones que desencadenan estrés psicológico.

DESCRIPCIÓN DE LOS TRASTORNOS POR ANSIEDAD

Existen diferentes alteraciones en psiquiatría, en donde el síntoma cardinal es la ansiedad. La llamada neurosis ansiosa, que luego se denomino alteración por ansiedad generalizada, se ha ampliado en las últimas clasificaciones, de tal forma que ahora contamos con una serie de enfermedades que han "fragmentado" a la ansiedad generalizada. Están aun, por supuesto, la categoría de Trastorno por Ansiedad Generalizada (TAG), además tenemos a los Ataques de Pánico (AP), con o sin agorafobia, la Fobias Simples y Fobia Social, el Trastorno por Estrés Postraumático (TEP), y el trastorno obsesivo compulsivo (TOC). En la última clasificación de la Asociación Psiquiátrica Americana, DSM-5, se tuvo el acierto de ahora clasificar las alteraciones por ansiedad en cuando a su fisiopatología. Un dato claro es que los retos farmacológicos que inducen ataques de pánico, no inducen ataques de pánico por ansiedad social. Los tratamientos pueden ser similares a nivel farmacológico, pero ciertamente no lo son a nivel de terapia cognitivo conductual.

CLASIFICACIÓN DE LOS TRASTORNOS DE ANSIEDAD SEGÚN EL DSM-5
Ansiedad de separación
Mutismo selectivo
Fobias específicas
Trastorno por ansiedad social (Fobia Social)
Trastorno de pánico
Agorafobia
Trastorno de ansiedad generalizada
Trastorno de ansiedad inducido por medicamentos o sustancias
Trastorno de ansiedad por afecciones medicas
Otros trastornos de ansiedad no especificados

Los trastornos obsesivos, de estrés postraumático, trastornos relacionados por traumas (estrés postraumático), trastornos disociativos y los trastornos de síntomas somáticos, se han colocado en capítulos separados, por las razones ants mencionadas.

En orden de severidad, frecuencia e incapacidad haremos unna descripción de los más frecuentes y sobre todo por la comorbilidad que pueden tener con la Ansiedad social. Tenemos a los AP, en primer lugar, seguidos posteriormente por el TOC, las fobias, y el TEP, para finalizar con la ansiedad generalizada, es ese orden en el se hará la descripción de las enfermedades.

ATAQUES DE PÁNICO

Este tipo de alteraciones por ansiedad tiene un inicio súbito, las personas pueden estar desempeñándose en algún aspecto de su vida cotidiana, cuando súbitamente sienten que su corazón va mas rápido y que no pueden respirar, que se van a ahogar. Se sienten mareados, con una sensación de alteración física importante, que los lleva a considerar que están a riesgo de morir. El grupo por edades mas expuesto a padecer ataques de pánico está entre la 3a y 4a décadas de la vida y hay un predominio de las mujeres con respecto a los hombres (2:1), pero esto puede tener cierta controversias. Es importante mencionar que es frecuente que los pacientes que experimentan los primeros ataques de pánico, lo hacen después de haber estado teniendo presiones en su vida personal (familiar, laboral o de salud), que al parecer se han resuelto o que han pasado de manera transitoria, hasta que aparecen estos ataques. También es frecuente encontrar el antecedente de trastornos de ansiedad previo, o mal manejo de sus niveles de estrés. Estos episodios son recurrentes, esto hace que el paciente desarrolle un ansiedad expectante ante un nuevo episodio. Además de que es común que los médicos que lo atienden, al no encontrar alteraciones orgánicas bien definidas, confundan mas al paciente, diciéndole que todo es cuestión de "sus nervios o psicológica", sin explicarle concretamente de lo que se trata, y menos de darle un tratamiento adecuado. Algunos pacientes, pueden tener su primer ataque, cuando están experimentando con algún tipo de droga ilegal, como la marihuana, anfetaminas o cocaína, pero aun les puede ocurrir con sedantes (síndromes de supresión).

Los ataques duran entre 5 a 20 minutos, y en estos se experimentan algunos de estos síntomas: temor extremo, terror, aprehensión, hay una serie de manifestaciones vegetativas que incluyen taquicardia, disnea, dolor o sensación de opresión en el pecho, sentimientos de irrealidad y de despersonalización, parestesias y bochornos, sudoración, y episodios de diarrea o de incontinencia urinaria pueden también ser reportados aun cuando estos son mas bien raros.

El otro aspecto, que hemos mencionado es el de la ansiedad anticipatoria, que lleva al paciente a tener una percepción exagerada de su entorno y de sus signos autonómicos, por lo que se dice que esta hipervigilante, situación que lo puede llevar a desarrollar cuadros de hiperpnea, y taquicardia reflejas, que a su vez disparan los ataques de pánico. En las hipótesis cognitivo-conductuales de los ataques de pánico, la vigilancia exagerada de las funciones somáticas, tiene un papel central en su explicación y en parte del manejo terapéutico de la misma.

TABLA 4

MANIFESTACIONES CLÍNICAS DE LOS ATAQUES DE PÁNICO
Palpitaciones y taquicardia. El paciente percibe que su corazón está latiendo mas rápido y de manera mas enérgica, lo que hace que tenga una idea irracional de que va a morir o a sufrir un ataque al corazón, infarto, o muerte súbita. No hay evidencias de que un ataque de pánico haya terminado con un infarto o problema cardiaco real.
Sudoración. La persona percibe "bochornos", acompañados de sudación fría. Las actividades que llevan a aumento de sudación o bochornos (Vg., ejercicio físico, lugares cerrados, etc) son evitados.
Temblor o estremecimiento. Este no llega a ser del tipo de los escalofríos, sino al temblor que acompaña a las emociones intensas, pocas veces puede ser evidenciado por el médico o los familiares del paciente. Puede ser explorado al preguntarle al paciente si lo percibe como una temblor o estremecimiento interno.
Sensación de ahogo. Este se percibe al nivel de los músculos de la garganta. Puede dar lugar a ahogos reales, por alimento o líquidos, con lo cual se generan pautas de evitación a beber o a comer sólidos.
Dolor o malestar en el pecho. Esta sensación puede agravar aun más la sensación de que algo sucede en el área cardiovascular.
Nausea o Malestar abdominal. Sobre todo puede haber necesidad de defecar de manera urgente, lo cual lleva al paciente a mayor angustia, sobre todo si no hay un baño disponible.
Sensación de desrealización o despersonalización. Esto puede llevar a pensar al paciente que se está volviendo loco, o que le va a ocurrir algún tipo de accidente cerebro vascular.
Sensación de mareo, pérdida de equilibrio o de

sincope inminente.
Temor a morir. Esta sensación se experimenta debido a lo súbito y abrumador de la sintomatología que inunda al paciente con pánico.
Parestesias en manos, brazos y lengua. Estas se agravan en la medida que el paciente presenta hiperventilación.

TEORÍAS BIOQUÍMICAS

Se han reportado un aumento en los niveles de catecolaminas (CAs) urinarias, especialmente de la norepinefrina (NE), en los sujetos normales, sometidos a estrés experimental, estos demuestran también niveles elevados de CAs plasmáticas. Sin embargo, existen algunos trabajos que se realizaron en las décadas de los años 1930s, que demuestran que la infusión de catecolaminas, reducen algunas de las manifestaciones periféricas de la ansiedad, pero no las manifestaciones cognitivas de la misma.

La estimulación farmacológica de los receptores beta adrenérgicos, hace que se presenten datos de ansiedad generalizada, en pacientes con antecedentes de TAG. Sin embargo, como el isoproterenol, una de las sustancias utilizadas en el "reto" farmacológico, no atraviesa la barrera hematoencefálica, se propuso entonces que el efecto observado, pudiera ser periférico. Estos datos fueron secundariamente apoyados, por un grupo de investigadores, que se encontraron que la administración de propranolol en el TAG, mostraban efectos terapéuticos, sin embargo, hasta la fecha no se ha reportado el uso de agentes beta bloqueadores en el manejo de los ataques de pánico.

El Locus Coeruleus (LC), esta localizado en el piso del cuarto ventrículo, y se sabe que en el se encuentran el 75 % de las células noradrenérgicas. Se ha propuesto que como parte la las hipótesis noradrenérgicas, el LC participa en la fisiopatología de los ataques de pánico. En apoyo a lo anterior, está que la estimulación eléctrica de esta estructura produce miedo y desencadena los mecanismos innatos de la ansiedad, mientras que la ablación del LC, hace que el animal sea menos susceptible a las respuestas de temor que puede desarrollar cuando es amenazado.

En animales de laboratorio, las drogas que aumentan la frecuencia de actividad neuronal en el LC son ansiogénicas, un ejemplo de ello es la yohimbina, un antagonista alfa dos presináptico, la cual se sabe es capaz de inducir ansiedad y ataques de pánico. Sin embargo la buspirona, la cual induce un aumento de la frecuencia de activación del LC, no es una droga que induzca ataques de pánico, sino mas bien al contrario. Por otro lado las sustancias como la clonidina, propranolol, benzodiacepinas, morfina, endorfinas y antidepresivos tricíclicos y antidepresivos inhibidores selectivos de la recaptura de serotonina y/o norepinefrina, disminuyen la frecuencia de activación de las células noradrenérgicas en el LC, y si pueden tener un efecto antipánico.

EL CIRCUITO CEREBRAL DE LOS ATAQUES DE PÁNICO

Existen hipótesis que involucran a neurotransmisores de manera específica, de ellos destacan tres: serotonina, norepinefrina y GABA. Por otro lado están hipótesis que, de manera integral involucran a mas neurotransmisores, por ejemplo la hipótesis del sofocamiento o ahogo, de Donald Klein. Se pueden considerar tres circuitos involucrados en pánico: las vías noradrenérgica que conectan al Locus Coeruleus (LC), con diversas estructuras dentro de las que destacan la amígdala, el hipotálamo, tálamo, hipocampo entre otros. En seg.undo lugar existen una serie de vías viscerales que llevan información de la periferia, de los quimiorreceptores y barorreceptores al SNc, y que están informando de cambios en las presiones parciales de oxígeno y CO_2, así como del pH, y la presión arterial. Finalmente estaría una serie de conexiones, que podríamos llamar cognitivas, que reciben la información de las vías auditivas, visuales y quizás olfativas, y que son integradas concientemente, para la detección de estímulos que se creen de tipo catastróficos.

El sistema serotoninérgico, cuyas neuronas se localizan en el rafé de la formación reticular pontomesencefálica, puede subdividirse, en estructuras del llamado rafe dorsal (DRN), con cuerpos celulares mas en la región pontina, y que conectan hacia hipotálamo lateral, Locus Coeruleus, habénula, e hipocampo. Este tipo de inervación es recíproca, y con excepción de la conexión con la habénula que es inhibitoria, el resto de las conexiones es de tipo excitatorio. La otra subdivisión es el rafé medial (MRN), cuyos cuerpos neuronales están mas localizados en la región mesencefálicas, con conexiones a la sustancia gris periacueductal, hipotálamo y tálamo así como a la amígdala. Las conexiones con la MRN son mas de tipo inhibitorias.

Las evidencias que apoyan el papel de serotonina en ataques de pánico son de tipo farmacológicas. Los antidepresivos ya sea ISRS o tricíclicos con efecto sobre serotonina, mejoran los ataque de pánico. Por otro lado está la conexión entre estas estructuras del rafé y el LC es decir el sitio de interacción entre las células serotoninérgicas y noradrenérgicas. Hay además evidencias de que los niveles de serotonina pueden estar elevados en ansiedad y bajos en depresión, en esta disparidad parece que intervienen los receptores 5-HT$_{1A}$, los cuales tienen una localización somatodendrítica, y que regulan la frecuencia de disparo neuronal.

Las evidencias del papel de la NE y específicamente del LC en el pánico ya se han mencionado en este capítulo. Sin embargo existen algunas inconsistencias que ponen en duda el que la noradrenalina sea el único neurotransmisor involucrado en el AP. La administración de yohimbina (antagonista α-2 adrenérgico) produce aumento de la excreción del MHPG (3 metoxi 4 hidroxi fenil etilen glico)l, principal catabolíto periférico de la NE), sólo en pacientes con ataques de pánico severos, pero en los que presentan formas leves o moderadas, hay inclusive una disminución en la producción del MHPG. Lo mismo ocurre con la administración de clónidina (agonista α-2 presináptico), esta solo actúa atenuando los AP en casos severos, disminuyendo los niveles de MHPG. Finalmente, en la inducción de ataques de pánico con CO_2, no hay modificaciones en la excreción del MHPG.

Otras estructuras que al ser estimuladas pueden tener una reacción de inducción de miedo e incluso sensación de muerte, son la sustancia gris periacueductal, amígdala e hipotálamo lateral.

En cuanto a los receptores a benzodiacepinas, se sabe que estos son parte del receptor GABA-Benzodiacepinas-ionóforo a cloro, o GABA-A. La administración de las benzodiacepinas potencia el efecto inhibitorio del GABA, en un fenómeno de alosterismo positivo. Existen antagonistas del receptor a benzodiacepinas, como el flumacenil y agonistas inversos, como las beta-carbolinas. Estás últimas son sustancias ansiogénicas y pro-convulsivantes. El receptor GABA-A, se localiza también en tejido periférico, como los linfocitos. Y en diferentes regiones del cerebro. En pacientes con AP, se ha detectado una disminución de los receptores GABA-A periféricos (linfocitos), que se revierte con el tratamiento. También en un estudio con la técnica de imágenes cerebrales de un solo fotón (SPECT), se observó que utilizando como radio isótopo un similar a flumazenil, se detectaron niveles bajos de receptores GABA-A en el hipocampo de enfermos con AP, comparados con voluntarios sanos. Todo lo anterior podría integrarse, diciendo que la disminución del tono inhibitorio de las benzodiacepinas, sobre un sistema generador de ansiedad (v.gr. Locus Coeruleus, rafe dorsal, con noradrenalina y serotonina), dará como resultado una irrupción de crisis de AP, ya que se ha disminuido el freno de este sistema que ejercen los receptores a benzodiacepinas.

La agorafobia es el cambio mas importante conductual asociado con los ataque de pánico. Esta se puede conceptuar como temor a estar en los lugares o situaciones en donde se han presentado los ataques de pánico. Si estos se han presentado en el trasporte público, en el cine, en la biblioteca, entonces el paciente evita sistemáticamente esos lugares, aunque no comprenda aún las causas de su enfermedad. Incluso, la agorafobia puede llegar a ser mas incapacitante que el ataque de pánico, ya que le paciente puede evitar lugares y situaciones, en donde él o ella, pueden suponer, que si presentan un nuevo episodio de su enfermedad, no podrán recibir ayuda médica inmediata. Por esta situación, se le ha dado a esta enfermedad un equivalente a una "fobia al cuerpo", ya que el enfermo monitoriza constantemente sus funciones vitales. El paciente desarrolla "Zonas de Seg.uridad", que incluyen su casa, el vecindario, y aun su propio automóvil. Puede salir mas haya de la "Zona de Seguridad", siempre y cuando se encuentre acompañado de algún familiar, que puede ser un niño, o inclusive una mascota.

    La comorbilidad principal de los ataques de pánico es con otras alteraciones por ansiedad. Se ha calculado que esta comorbilidad es hasta de un 70 %, especialmente con ansiedad generalizada. Otras entidades clínicas que comúnmente se presentan son: fobia social, fobias específicas, depresión mayor.

TRATAMIENTO DE LOS ATAQUES DE PÁNICO.

La terapia cognitiva-conductual (TCC) es el tratamiento de primera elección aunado al manejo farmacológico y de técnicas de control de las crisis. La TCC es una terapia breve que combina aspectos psicoeducacionales acerca del pánico, al mismo tiempo que aspectos educacionales de la ansiedad y su fisiología. El paciente adquiere estrategias alternativas para manejo del pánico como son: técnicas de relajación. Hay una re-estructuración de pensamiento irracionales respecto a las consecuencias de sus síntomas, todo lo cual se engloba en lo que se ha llamado estrategias de afrontamiento. Los ataques de pánico, en el modelo conductual, son vistos como la activación del sistema de alarma (sistema "ataque-huida"). En donde hay sobre todo una activación del sistema simpático. En el capítulo de conceptualización y manejo psicológico de la ansiedad se toca mas a fondo esta área.

Los medicamentos empleados en el manejo de los ataques de pánico incluyen: benzodiacepinas, inhibidores selectivos de las recapturas de serotonina y norepinefrina (ISRS y IRSN respectivamente), antidepresivos tricíclicos e inhibidores de las mono amino oxidasas. En algunos casos los efectos secundarios de los antidepresivos, pueden mimetizar algunos síntomas de pánico, por lo que debe de prevenirse al paciente, una vez que se desarrolla tolerancia a esos efectos secundarios, el paciente experimenta la mejoría. En este contexto, puede iniciarse con ISRS o ISRSN (fluoxetina, escitalopram, venlafaxina, paroxetina, sertralina) y una benzodiacepina (alprazolam, clonacepam o bromacepam). Iniciando con dosis bajas del antidepresivo, para minimizar los síntomas secundarios "panicogénicos" y dosis terapéuticas de las benzodiacepinas, las cuales se irán disminuyendo después de 3 a 6 semanas, al mismo tiempo que se inicia el efecto terapéutico de los ISRS o IRSN. Estos últimos puede ser necesario que se utilicen dosis mayores a las empleadas en depresión mayor y por periodos mas prolongados, estos pueden ser de 8 a 10 meses y luego se disminuyen gradualmente hasta que se retiran En caso de que reaparezca la sintomatología al retirar el medicamento, deberá de reinstalar la dosis previa.

ESTRÉS POSTRAUMÁTICO AGUDO Y CRÓNICO

Esta alteración comenzó a ser considerada como un problema de salud pública en EUA, y por lo tanto se le colocó como un padecimiento importante en el DSM-III, de la American Psychiatric Association, como respuesta a la demanda de atención de los veteranos de la guerra de Vietnam. Existe, sin embargo una controversia en la actualidad, de si la enfermedad corresponde a una alteración por ansiedad o una categoría separada, como por ejemplo alteraciones por estrés. En la clasificación Internacional de las enfermedades (ICD-10), se le coloca junto a los trastornos por estrés, en el mismo grupo con otras reacciones que es el llamado estrés agudo.

DESCRIPCIÓN CLÍNICA DEL SÍNDROME POR ESTRÉS POSTRAUMÁTICO (EPT)

Las principales alteraciones incluyen la vivencia repetida del trauma, ya sea en pesadillas, o en situaciones similares a las del trauma que originó la enfermedad. Hay un incremento de las descargas autonómicas, sensación de irrealidad. El trauma es vivenciado de manera recurrente, como pesadillas que se vinculan a situaciones similares al evento traumático. También se observan estados disociativos que pueden durar de minutos a días. Hay una disminución de respuestas externas, que involucran sentimientos de estar desconectados del resto de las personas, también hay una disminución de la habilidad para experimentar emociones.

Los datos de hiperactividad autonómica pueden incluir aumento de la actividad locomotora, irritabilidad, exageración de la respuesta de sobresalto, dificultades para concentrarse y alteraciones en el sueño. Otros de los síntomas pueden incluir culpa excesiva por haber sobrevivido, o por no haber prevenido la experiencia traumática. Es común que se presenten otros datos de comorbilidad como depresión mayor, ataques de pánico, culpa extrema, ira. También se han reportado abuso de substancias, conducta autoagresiva e intentos suicidas.

El evento que desencadena el estrés postraumático puede ser agudo (accidentes), o crónico (campo de concentración, secuestros), y puede ser experimentado por la persona que padece el PTSD, aunque en algunos casos en el que él paciente solo sea testigo del evento trágico, por ejemplo contemplar o aun ejecutar una masacre. La prevalencia de esta alteración varía, y esto está en función de las situaciones traumáticas, del tiempo de la exposición , y de una cierta vulnerabilidad. La prevalencia puede ser de un 30 % en las víctimas de un desastre.

Una prevalencia del 1 % a lo largo de la vida (0.5 % en el hombre y 1.3 % en la mujer), Las diferencias de género, están dadas por las condiciones socioeconómicas diferenciales entre ambos sexos. En el hombre, es mas frecuente que el evento se vincule a situaciones relacionadas con el combate, observar personas heridas y accidentes automovilísticos serios. En las mujeres el evento traumático que dispara el EPT es generalmente el daño físico y/o violación sexual.

Se presenta una escala de evaluación al estrés post-traumático agudo desarrollada por el autor de este libro:

ESCALA DE AUTOEVALUACIÓN DE ESTRÉS POSTRAUMATICO AGUDO (Terremoto)

Por favor contesta a las siguientes afirmaciones con un SI o NO

PREGUNTA	RESPUESTA
1. Tengo un sueño fragmentado la mayoría de los días	
2. Me vienen imágenes del terremoto automáticamente	
3. Me estoy preocupando demasiado por mis seres querido (les hablo mas veces por teléfono o mensaje)	
4. Tengo mayor sudoración en manos o cuello	
5. Siento que el piso se mueve con frecuencia	
6. Me siento aislado – asilada a pesar de estar con gente	
7. No quiero salir de mi casa	
8. No me puedo concentrar en las cosas que hago	

9. He tenido problemas de memoria mas seguido 10. Mi apetito ha disminuido 11. Lloro cuando veo noticias del terremoto 12. Estoy obsesionada (o) con noticias del terremoto 13. Siento malestares difusos en mi cuerpo 14. Estoy utilizando sedantes o alcohol mas que antes 15. Estoy fumando mas que antes del evento 16. Me siento como si todo fuera un sueño 17. Me percibo como mas pequeño (a) 18. Me están doliendo partes de mi cuerpo y luego cambian 19. Tengo sentimientos de culpa por lo que pude haber hecho o deje de hacer. 20. Me siento en un estado de desesperación constante al borde de gritar o salir corriendo.	

Si tienes mas de diez afirmaciones estas a riesgo de desarrollar estrés postraumático (TEP) si tienes mas de quince ya lo has desarrollado y tienes que acudir con un médico psiquiatra.

   A. TEP AGUDO - una duración de inicio entre tres a cuatro días después del evento y que dura un promedio de tres meses

B. TEP CRONICO, cuando la duración es mayor de tres meses
C. TEP CON ACTIVACIÓN RETRASADA, ocurre cuando las personas manifiestan síntomas después de seis meses.

Escala desarrollada por el Dr. En C.M Rafael J. Salín-Pascual. En tramite de registro como propiedad intelectual. Es de uso libre. Citar como.
Salin-Pascual RJ. Escala de Evaluación de Estrés Postraumático Agudo. 2017.

HISTORIA NATURAL DEL EPT

El curso del EPT puede dividirse en tres fases: estadio I, no hay respuesta al trauma, las personas que no presentan susceptibilidad a desarrollar el EPT, pueden presentar una elevación momentáneas de la NE plasmática, y algunos síntomas vegetativos, pero no van mas lejos de esto. Las personas con cierta predisposición, tienen niveles de ansiedad mas elevados, tanto basalmente como una vez que se instala el EPT, estas personas empiezan a tener una preocupación exagerada al trauma, así como una preocupación excesiva para que el trauma no se repita nuevamente, situación que los puede llevar a estados de evitación fóbica de las situaciones similares a la traumática. Si los síntomas persisten por mas de 4 a 6 semanas, el paciente ingresará al llamado estadio 2 o EPT agudo. Este se complica por sentimientos de desesperanza y sentimientos de pérdida de control. En la fase 3, el paciente presenta incapacidad para trabajar, hay desmoralización y dependencia hacia personas cercanas.

Dentro de los sistemas de neurotransmisores que se han colocado vinculados al EPT está la norepinefrina (NE). Hay datos que apuntan hacia hiperactividad de estas sustancias en estos pacientes. Hay otras evidencias de que agentes que aumentan la frecuencia de disparo de las neuronas NE, van a disparar síntomas de EPT, algunos de estos agentes son la yohimbina, y el lactato, algunos de los cuales son inducción de re-actuación (flasbacks) y aumento de los síntomas de PTSD.

HIPOCAMPO Y ESTRÉS

Una de las regiones del cerebro que mas constantemente se ha reportado que se afectada por el estrés es el hipocampo. Como se sabe el hipocampo desempeña un papel relevante en los mecanismos de aprendizaje nuevo y memoria. Esta función es muy importante para identificar situaciones, que en el pasado han sido detectadas como amenazadoras para la vida, por ejemplo la presencia de animales predadores. Una de las formas clínicas que mas se relaciona con ese aspecto es el EPT. Este tipo de pacientes tienen una serie de problemas serios, como son deficiencias en la memoria declarativa (recordar listas de palabras, revisiones, etc), también tienen fragmentación de memoria que tienen que ver con la propia vida del paciente (autobiográfica, y sobre todo relacionada con el o los eventos traumáticos). También puede haber alteraciones en la memoria no declarativa (relacionada con eventos de ejecución motora, por ejemplo conducir un auto o una bicicleta).

El impacto que las diferentes hormonas, específicamente los glucocorticoides ejercen sobre el hipocampo, es consistente con la hipótesis de que estas estructura desempeña un papel importante en las alteraciones psiquiátricas relacionadas con el estrés. El hipocampo tienen una gran concentración de receptores para glucocorticoides. Los receptores a corticoides son de dos tipos Tipo I, vinculado a los mineralocorticoides y los tipo II a glucocorticoides. El tipo II tiene poca afinidad por los glucocorticoides, pero los tejidos con receptores tipo I, tienen una enzima la cual metaboliza el cortisol, así el receptor no está expuesto a grandes concentraciones que están disponibles para unirse al receptor. Este sistema binario, permite una mayor flexibilidad para responder al exceso de cortisol. Por lo tanto, parece que el sistema de receptores tipo II desempeña un papel mas relevante en el impacto que el estrés agudo ejerce sobre el hipocampo. A su vez el hipocampo modula la liberación de glucocorticoides a través de una conexión inhibitoria sobre el eje hipotálamo-hipófisis-adrenales. Esta conexión indica que el hipocampo es una estructura relevante para la integración de aspectos cognitivos, neurohormonales y neuroquímicos, en relación con el estrés. Por lo tanto el hipocampo, puede tener una importancia relevante como el sitio mas afectado con relación a recuerdos fragmentados relacionados con el EPT.

Estudios con glucocorticoides en voluntarios sanos muestran que los glucocorticoides tienen un efecto relevante en el funcionamiento de la memoria. La administración de glucocorticoides en dosis que se encuentran en el rango de terapéuticas, u otras sustancias como la dexametasona o cortisol, producen alteraciones en la memoria declarativa en voluntarios sanos. Los pacientes con la enfermedad de Cushing, en donde hay una cantidad importante de cortisol en plasma, por periodos prolongados de tiempo, tienen deficiencias en la memoria declarativa, que se correlacionan con una reducción en el volumen del hipocampo evaluado por estudios con MRI.

Por estudios en animales, se sabe que niveles elevados de estrés, producen alteraciones en el hipocampo, estas se caracterizan principalmente por daño en las capas CA3 de esta estructura. Estudios en los que se ha continuado observando esta asociación entre estrés, hipocampo y glucocorticoides, han demostrado que hay una reducción en el tamaño de las dendritas, alteraciones en las neuronas y en las estructuras de las sinapsis y aun pérdida neuronal.

La exposición prenatal a niveles elevados de glucocorticoides, también puede resultar en daño al hipocampo, un hallazgo que tiene implicaciones prácticas, ya que es una práctica común en pediatría, aplicar dexametasona a los niños prematuros, con objeto de prevenir las hemorragias intraventriculares.

Por otro lado el hipocampo interacciona con el sistema neuroendócrino relevante para el estrés. Por ejemplo, tiene un efecto inhibitorio sobre el factor liberador de corticotrofina (CRF) y sobre el eje hipotálamo-hipófisis-suprarrenales (HPA). Las inyecciones intraventriculares (IV ventrículo) de CRF, inducen una serie de respuestas similares a las observadas durante el estrés. Las alteraciones estructurales inducidas por el estrés, resultan en un aumento de los niveles del mRNA para CRF en el núcleo paraventricular del hipotálamo.

TRASTORNO OBSESIVO COMPULSIVO

Westphal (1872), describió las obsesiones como ideas parásitas, en una inteligencia intacta que aparecen de manera intrusiva en el pensamiento o la ideación de una persona, en contra de su voluntad, Posteriormente Schneider (1930), definió las obsesiones como: "Contenidos de la conciencia los cuales, cuando ocurren, se acompañan de la experiencia de compulsiones subjetivas, el sujeto no puede desprenderse de ellas, aunque cuando él mismo reflexiona con respecto a ellas las reconoce como sin sentido". Pollit, reunió las definiciones de Lewis y Sneider, y describió al enfermo con TOC como un sujeto con una serie de imágenes, pensamientos, sentimientos, impulsos, compulsiones recurrentes y persistentes, las cuales se ven acompañadas por movimientos persistentes, que a su vez van seguidos de una sensación inmediata de compulsión subjetiva, y un deseo de oponerse a tal compulsión.
Una compulsión es una ideación muy intensa o una urgencia motora, que está presente aun en contra de nuestra voluntad. Si el acto no es

ejecutado, se desarrolla ansiedad y un malestar intenso, el cual se descarga tan pronto el sujeto lleva a cabo su compulsión.

En la fenomenología del TOC, este aparece como un proceso en donde no se sigue un curso lineal, sino más bien espiral.

En cuanto a los aspectos de tipo hereditario, no existe un estudio concluyente al respecto. Aun cuando en algunos pacientes con TOC existen evidencias de factores hereditarios, otros no parecen tener estos aspectos. Algunos investigadores han apoyado las evidencias que sostienen que si existen factores hereditarios estos apuntarían mas bien en la dirección de un inicio mas temprano de la enfermedad. También se ha propuesto que el TOC, y la enfermedad de Gilles de la Tourette, la cual forma parte del llamado "Espectro TOC", bien pudieran tener una relación genética común. En la enfermedad de Gilles de la Tourette hay como datos clínicos tics, acompañados de ruidos o de palabras connotadas socialmente como groseras. Se ha propuesto una actividad elevada dopaminérgica, y el manejo que se hace habitualmente es con haloperidol a dosis bajas de 1 a 2 mg por día, y recientemente hay datos de que apoyan que la administración transdérmica de nicotina puede tener también un efecto terapéutico.

ASPECTOS CLÍNICOS

Los dos aspectos clínicos relevantes ya han sido mencionados, por un lado están las obsesiones y compulsiones que son recurrentes y que consumen el tiempo del paciente, por otro lado estas alteraciones causan bastante malestar al paciente ya que las considera extrañas a si mismos. Las obsesiones son ideas persistentes, pensamientos, impulsos, imágenes, todos los cuales son experimentados como intrusivos, las cuales causan bastante ansiedad. Lo intrusivo e inapropiado de las ideas hacen que estas sean consideradas como egodistónicas, esto quiere connotar que el contenido de las obsesiones es extraño para el propio sujeto, y que está fuera de su propio control. Sin embargo el individuo es capaz de reconocer que las emociones surgen en su propia mente. Las obsesiones mas frecuentes son pensamientos repetidos acerca de la contaminación, dudas con respecto a si la persona realizó o no realizó algún tipo de acto (v.gr cerrar las puertas, desconectar la cafetera, lavarse correctamente cada región de su cuerpo, haber dañando a alguna persona en un accidente de tráfico, etc); también pueden ser ideas de mantener las cosas en un determinado orden, simétricas; Pueden existir ideas de miedo a realizar algún acto obsceno o fuera de lugar en la iglesia.

NEUROBIOLOGÍA DEL TRASTORNO OBSESIVO-COMPULSIVO

Una serie de alteraciones neurológicas presentan alteraciones similares a las observadas en los pacientes con TOC. Estos pueden ser trazados retrospectivamente desde los reportes secundarios a la encefalitis de von Economo en 1919, para después seguir con los reportes asociados con el Síndrome de Gilles dela Tourette, seguidos por la Corea de Syndenham, la necrosis bilateral del globo pálido, patología diversa del estriado, meningiomas del lóbulo frontal, la cavitación bilateral de los ganglios basales, secundaria a envenenamiento por monóxido de carbón y traumatismos cráneo-encefálicos repetidos. Todas estas alteraciones implican al lóbulo frontal, el núcleo caudado, el globo pálido y posiblemente al lóbulo temporal en la fisiopatología del TOC.

Algunas evidencias neuropsicológicas han encontrado algunas alteraciones como son problemas de coordinación fina, movimientos involuntarios y funciones viso espáciales en los pacientes con TOC. Algunos reportes apoyan una disfunción del hemisferio derecho, como por ejemplo alteraciones en la memoria no verbal y funciones de la línea media de los hemisferios, en donde están involucradas algunas funciones de la memoria para eventos recientes.

Por otro lado la literatura de reportes neuroquirúrgicos sugieren una disfunción de las estructuras del cíngulo y de la corteza frontal. Se ha propuesto, basándose en estos reportes una alteración en algunos circuitos neuronales, como por ejemplo; el fronto-estriado-pálido-tálamo-frontal. La mejoría en la sintomatología TOC después de las ablaciones de las áreas orbitofrontales, el tracto orbitofrontal-talámico, o los núcleos de la línea media del tálamo, apoyan la tesis de que existen alteraciones en las conexiones fronto-caudado-pálido-talámicas o en la interconexión orbito-frontal.

Se ha propuesto que existan dos modelos en la anatomía del TOC, por un lado el componente de ansiedad, el cual es activado por las estructuras del circuito de Papez, y el componente obsesivo-compulsivo, activado por las estructuras fronto-estriado-palido-tálamo-frontales. Existe un reporte de 52 pacientes resistentes a los medicamentos antiepilépticos, que fueron sometidos al procedimiento de estimulación eléctrica cerebral, y en quienes el electrodo de estimulación se implanto en el giro del cíngulo, y se observó que cuando se estimuló esta región, se indujeron movimientos estereotipados similares a los de los componentes rituales del TOC.

Se han descrito cuatro procedimientos bilaterales estereotáxicos para el manejo del TOC: la cingulotomía anterior, la tractomía, la leucotomía límbica, y la capsulotomía anterior. La cingulotomía anterior interrumpe fibras del cíngulo. Este procedimiento tiene un éxito del 50 %. La leucotomía límbica combina las lesiones las lesiones bilaterales del cíngulo con lesiones de la región orbitomedial. Estas áreas contienen fibras del tracto fronto-caudado-tálamo, el cual puede ser crítico en el desarrollo de los síntomas obsesivo-compulsivos. Con este procedimiento se han observado un porcentaje de éxito del 85 %. La cingulotomía anterior y la tractotomía (lesiones de la parte rostral de la corteza orbital ventral a la cabeza del núcleo caudado, también proporcionan un porcentaje de mejoría de un 50% a 70 %

En cuanto a los estudios estructurales utilizando las técnicas de imágenes cerebrales, existen también algunos datos que apoyan las alteraciones en algunas de las áreas de los circuitos antes mencionados. En adolescente con TOC, se han reportado diferencias en los índices cerebro-ventriculares (ICV). Otro estudio que también utilizó la técnica de la tomografía axial computarizada (TAC), reporta una reducción en el volumen del núcleo caudado en pacientes con TOC, comparado con normales. Los estudios con resonancia magnética nuclear (RMN) no han sido consistente en el reporte de alteraciones en estos pacientes.

Los estudios funcionales de los cerebros de enfermos con TOC, se han hecho utilizando las siguientes técnicas: (1) evaluando el funcionamiento del cerebro de los pacientes, cuando estos se encuentran sintomáticos y en el estado de reposo; (2) Cuando los pacientes están sintomáticos y en una condición de "reto", por ejemplo en una de las situaciones que tienden a evitar; (3) durante tratamiento mientras responden disminuyendo algunos de los síntomas.

En los estudios cuando estos se encuentran sintomáticos y en el estado de reposo, utilizando la técnica de tomografía axial computarizada con fotón único (SPECT), se encontró un aumento en la perfusión en la región frontal media (en las regiones prefrontales y cíngulo).

En otro estudio en donde los pacientes con TOC se sometieron a un reto, mientras recibían xenon radioactivo (131Xe). Se encontró un aumento del flujo sanguíneo, inicialmente, para luego disminuir en regiones amplias que incluyen los lóbulos temporales. Este estudio puede indicar que los niveles de ansiedad vinculados a la exposición a los estímulos asociados al TOC, disminuye el flujo sanguíneo en las regiones antes mencionadas, mientras que la ansiedad anticipadora puede llevar a un aumento en el flujo sanguíneo en esas mismas regiones, pero que estas son diferentes a las zonas que se han propuesto como alteradas en el TOC.

También el grupo de Hollander encontró que en 10 pacientes con TOC, cuando se les administró Xenón[133] y se evaluó el flujo sanguíneo después de un reto con meta cloro fenil piperazina (m-CPP), que el flujo sanguíneo se incrementó en ambos lóbulos frontales. Estos resultados son consistentes con los reportes de disfunción aminérgica (v.g. serotoninérgica) en el TOC.

EL ESPECTRO OBSESIVO-COMPULSIVO (EOC).

Algunos de los aspectos del TOC, también pueden ser observados en otras alteraciones, por lo cual se ha identificado una serie de alteraciones llamadas espectro obsesivo compulsivo o alteraciones relacionadas o vinculadas al TOC. Algunas de estas alteraciones son:
Alteración somatoforme (v.g. alteraciones dismórficas del cuerpo e hipocondriasis); alteración disociativa (i.e., despersonalización); alteraciones del apetito (v.g. anorexia nervosa y bulimia); alteraciones en el control de los impulsos (v.g. tricotilomanía, juego patológico, compras compulsivas y compulsiones sexuales). Alteraciones neurológicas (v.g. Síndrome de Tourette, corea de Sydenham, parkinsonismo, epilepsia y autismo). Estas

alteraciones pueden organizarse en tres grupos: (1) Centradas en la apariencia y sensaciones corporales; (2) Alteraciones neurológicas y (3) alteración en los impulsos

ASPECTOS BIOQUÍMICOS Y PSICOFARMACOLOGICOS DEL TOC

Parte de las evidencias neurobiológicas del TOC descansan en los datos descritos previamente, en lo que se refiere a las imágenes cerebrales. Otras dos líneas que han resultado igualmente importantes son aquellas que tienen que ver con las evidencias bioquímicas y psicofamacológicas, que por otro lado están estrechamente entrelazadas. En cuanto a las evidencias neurobioquímicas, estas se fundamentan principalmente en dos sistemas de neurotransmisión que son la serotonina y la dopamina.

Serotonina y TOC

Esta se originó sobre la base de la respuesta benéfica terapéutica que se observó se tenía en los pacientes con TOC que recibían clorimipramina. Este antidepresivo tricíclico tiene un efecto selectivo para inhibir la recaptura de la serotonina, aunque no de manera exclusiva. Posteriormente se ha demostrado que los Inhibidores Selectivos de Recaptura de la Serotonina (ISRS) son igualmente efectivos. En la actualidad existen estudios en diferentes niveles con fluoxetina, fluvoxamina, citalopram, sertralina, escitalopram y paroxetina, que apoyan su superioridad con respecto al placebo. En un estudio con clorimipramina, se observó que existía una correlación inversa entre la respuesta a este antidepresivo y la detección de niveles bajos de serotonina o de su principal catabolito, el ácido 5 hidroxi indol acético (5-HIAA). Sin embargo, existe un grupo de pacientes con TOC, que no responden a los ISRS o a la clorimipramina. Esto se ha propuesto que se debe a que los niveles sinápticos de serotonina son tan bajos que no hay suficiente neurotransmisor para inhibir su recaptura, el resultado es que se requieren de estrategias que incrementen la salida de serotonina de la terminal presináptica, para que esta pueda ser recapturada, algunas de estas estrategias incluyen: (1) Agregar fenfluramina (aumenta la liberación de serotonina) al tratamiento con ISRS; (2) Agregar buspirona (estimula los receptores somatodendríticos 5HT1A y de esta forma aumenta la liberación de serotonina); (3) Agregar otro antidepresivos como trazodona o nefazodona, que regulan hacia abajo los receptores 5-HT2 possinápticos.

La clorimipramina también bloquea a la norepinefrina, ¿Cómo sabemos que este efecto no interviene también en el efecto anti-TOC? Esto se ha descartado en estudios en donde se administró desimipramina, con una inhibición importante de la recaptura de la norepinefrina y en donde no se observó respuesta anti-TOC.

Dopamina y TOC

En el caso de la dopamina, se inició su estudio en base a la evidencia de que la administración de estimulantes, los cuales son agonistas dopaminérgicos, eran capaces de inducir conductas estereotipadas en animales de laboratorio, por ejemplo de aseo corporal compulsivo o de exploración repetida en una zona de su caja, lo cual en ocasiones también es observado en humanos que utilizan estimulantes. En pacientes con TOC que utilizan cocaina, se ha mostrado una exacerbación de su sintomatología. La administración de estimulantes en el TOC, puede ocasionar respuestas diversas. Por un lado la administración de metilfenidato en pacientes con TOC produce disforia y aumento en los aspectos compulsivos de la enfermedad, mientras que la administración de anfetaminas produce una disminución del componente obsesivo, pero puede exacerbar el componente motor.

Otros datos que apoyan el papel de la dopamina en el TOC, provienen de los reportes de enfermedades de los ganglios basales (ricos en dopamina). Existen un numero de alteraciones neurológicas como la encefalítis de von ecónomo, las coreas de Syndenham y Huntington, así como en la enfermedad de Gilles de la Tourette, en donde se reportan manifestaciones del TOC, de diferentes intensidades.

Tratamiento del TOC

Exposición con prevención de respuesta. En este tratamiento se le pide al paciente que se confronte y permanezca en contacto con la cosa o situación que él o ella temen, sin hacer nada, hasta que disminuya gradualmente el malestar que la cosa o situación genera. Se le pide al paciente que haga una lista jerárquica de las situaciones o cosas que le provocan malestar, y se le expone gradualmente cada una de esas situaciones.
Terapia Cognitivo-Conductual. Este tipo de terapia proporciona a estos pacientes un entendimiento de la naturaleza de su enfermedad como un problema psicológico y neurológico, en donde los aspectos conductuales y neurobioquímicos son importantes. Se le enseña al paciente a que la obsesiones no significan necesariamente que sean parte de la personalidad del paciente. Ya sea que las obsesiones sean de violencia, sacrílegas, de actividades sexuales aberrantes,

esto es parte de la enfermedad y no aspectos reveladores de su personalidad.

Farmacología. Los antidepresivos del tipo ISRS e IRSN son de primera elección en el manejo de estos pacientes. La clorimipramina, un antidepresivo tricíclico, es también otros de los medicamentos de primera elección. En contraste con la depresión, el inicio del efecto terapéutico, es mas tardío, hasta 6 a 8 semanas. En caso de respuesta parcial, pueden agregarse alguno de los siguientes agentes: buspirona, litio, risperidona, olanzapina.

TRASTORNO POR ANSIEDAD GENERALIZADA

El Trastorno por Ansiedad Generalizada (TAG), es una condición crónica, con manifestaciones constantes de ansiedad. Esta alteración se caracteriza por un sentimiento constante de tensión, de estar al límite, de miedo a no saber bien que les sucede. La persona se comporta como si algo malo e inminente le fuera a suceder. En ocasiones los síntomas del TAG se sobreponen a los de la depresión, por lo que algunos investigadores, han propuesto que son dos aspectos de una misma enfermedad, sin embargo no existe un acuerdo total al respecto. La ansiedad puede ser un síntoma en la depresión, pero puede estar autónoma e independiente.

Los criterios para el TAG del DSM-IV-TR incluyen:

Ansiedad excesiva y preocupación por una serie de eventos, que están presentes la mayor parte de los días la mayor parte del día, por al menos 6 meses. Estas preocupaciones no incluyen aspectos de la vida del individuo, en donde es normal preocuparse: problemas escolares, laborales, o familiares.

Dificultad para controlar sus preocupaciones, las cuales se deben de acompañar en por lo menos tres o mas de los siguientes síntomas: inquietud, fatiga, dificultades para concentrarse, irritabilidad, sensación de estar al límite, tensión muscular elevada, dificultades en el dormir (v.gr., insomnio inicial); la presencia de síntomas somáticos mal sistematizados. Esta ansiedad no debe de ser parte de otro tipo de trastorno por ansiedad, como fobia, pánico, TOC o EPT. Tampoco del uso de sustancias estimulantes (cafeína, anfetaminas, etc).

Tratamiento del TAG

El enfoque de la TCC es el tratamiento de base, aunado a técnicas de relajación y respiración que ayudan a contener con la hiperactividad simpática y somática. En el área de los medicamentos, si bien el tratamiento de elección por mucho tiempo fueron las benzodiacepinas de vida media intermedia, en la actualidad hay evidencias sólidas que apoyan el papel de algunos antidepresivos para el manejo a largo plazo del TAG, dentro de ellos destacan la venlafaxina de liberación prolongada y fluoxetina, sertralina y paroxetina. Las dosis de estos antidepresivos están en el rango de las utilizadas en el manejo de los enfermos deprimidos.

FOBIAS

Las fobias se definen como un temor severo y persistente que se desencadena por un objeto, sujeto o situaciones presentes o que se anticipa que el paciente estará expuesto, en general el individuo que las padece reconoce que su temor es infundado, exagerado pero al mismo tiempo irracional. La presentación del estímulo fóbico activa niveles altos de ansiedad y esta asociada a un malestar físico que lleva a la evitación del objeto o situaciones fóbicas. Es posible que algunos pacientes no desarrollen toda la gama de ansiedad y evitación, pero si tiene claro el paciente que la presencia del objeto fóbico le incrementa su ansiedad. En el DSM-IV-TR se agrupan a las fobias simples de la siguiente forma:
Fobias a animales.
Fobias a situaciones de tipo natural .
Fobias a sufrir daño, sangre o inyecciones.
Fobia situacional
Fobias de difícil clasificación.

Las fobias a los animales pueden incluir miedos a cualquier animal, pero de las mas frecuentes son a ratones, arañas, víboras, perro y gatos. Estas tienen su inicio en la infancia y son mas frecuentes en las mujeres que los hombres, con estudios que reportan de un 75 % al 95 % que ocurran mas frecuentemente en las mujeres.

Las fobias a ambientes naturales incluyen miedos a las tormentas, al agua y a las alturas, de estas, con excepción del miedo a las alturas, tienen mayor frecuencia en mujeres que en hombres, y no se sabe la explicación a este fenómeno. Entre los hombres la fobia a las alturas es el tipo mas frecuente.

Las fobias a ver sangre, inyecciones o a sufrir daño físico, suelen ser fobias de la segunda década, son mas frecuentes en mujeres, este tipo de fobia se acompaña con frecuencia a fenómenos vegetativos, como con baja de la taza cardiaca, que origina, desmayos, con palidez previa, se presenta muy frecuentemente al hacer extracciones de sangre, o al presenciar situaciones de tipo accidentes.

Las fobias situacionales se dan a diversas circunstancias como espacios cerrados, elevadores, aviones, o aun

ANSIEDAD EN EL PACIENTE MÉDICAMENTE ENFERMO

Una serie de alteraciones médicas pueden ser factores directos de crisis de ansiedad, de ansiedad generalizada y aun de TAG. Por ejemplo el hipertiroidismo, puede dar como sintomatología inicial y continua ansiedad generalizada que puede evolucionar hasta ataques de pánico. El uso de sustancias como cafeína, cocaína y alcohol, son factores para considerar en el diagnóstico diferencial de un paciente que es visto por un problema médico y que presenta asociado ansiedad.

Sustancias y ansiedad

La cafeína es una de las drogas legales más utilizadas en el mundo. Puede encontrarse como tal en el café o en bebidas como los refrescos de cola. La cantidad de cafeína en una taza de café es de aproximadamente 150 mg, el Té negro tiene de 50 a 150 mg, las bebidas de cola 50 mg y una tableta de chocolate 15 a 25 mg. Los síntomas de cafeinísmo, se presentan con dosis de 200 mg en pacientes sensibles. La sensibilidad de los pacientes varía con la dosis y con la edad de estos, siendo mas sensibles a la cafeína con en aumento de edad, lo mismo se ha observado con el insomnio inducido por cafeína. La cafeína aumenta los niveles de norepinefrina plasmáticos, inhibe a la enzima fosfodiesterasa, la cual termina la acción del AMPc, el cual es el segundo mensajero de numerosos sistemas de neurotransmisión. Además es un antagonista de los receptores a adenosina cerebrales, involucrados en la regulación del sueño profundo (estadios III y IV en el humano). La cafeína puede precipitar un ataque de pánico, en las personas sensibles. También como parte de su síndrome de supresión de la cafeína en usuarios crónicos, se ha reportado ansiedad generalizada.

CAFEÍNA

La sustancia psicoactiva mas consumida en el mundo es la cafeína. La leyenda Etiope de las cabras agitadas por el consumo de los arbustos de los cafetos, y la comprobación del pastor Kaldi, de sus propiedades estimulantes y euforizantes, nos muestra como desde un principio, la cafeína, ha tenido el potencial de provocar algunas alteraciones psiquiátricas, que van desde la intoxicación o cafeinismo, la inducción de ansiedad, y los problemas de insomnio inducidos por esta sustancia. Con todo, la cafeína ha sido ponderada como uno de los promotores de la "Revolución Industrial", al permitir, que el ser humano estuviera mas tiempo con un estado de despierto efectivo. El ritual del despertar e la "Edad Media", se componía de la ingesta de un desayuno con sopas de cervezas, pan y vino, la mayoría de las veces, este tipo de combinaciones no producía un despertar vigoroso, y en algunos individuos con alcoholismo debió de ser un factor para que continuara aislados de su vida laboral. No es extraño el comprobar, que una de las primeras indicaciones médicas de las bebidas con café, fue para lograr la sobriedad con respecto a las bebidas alcohólicas.

El café y las bebidas que contienen cafeína, han pasado a ser parte de la cultura contemporánea, por lo que ha veces se tienden a ignorar, y el médico al hacer la semiología, por ejemplo de un insomnio, tiende a no reparar en el número de bebidas que contienen cafeína que ingiere su paciente.

Existen una gran cantidad de bebidas y preparados que contienen cafeína: por supuesto los diferentes tipos de café, té, refrescos y gaseosas, chocolates, medicamentos. Una taza de café contiene aproximadamente entre 100 y 150 mg de cafeína; una bolsa de té negro produce 40 mg; un refresco de cola de 45 a 90 mg; los remedios para la gripe de 25 a 50 mg por tableta, y los analgésicos con cafeína de 25 a 65 mg. Existen preparaciones especiales con cafeína, que se venden con la indicación de que sirven para permanecer despierto, estos contienen de 100 a 350 mg de cafeína.

Farmacología de la cafeína.

La cafeína es una metilxantina, como la teobromina y teofilina. Se absorben bien en el tracto gastrointestinal, con un pico en su concentración máxima, aproximadamente una hora después de su ingesta. La cafeína cruza bien la barrera hematoencefálica y es metabolizada por el hígado. El metabolismo de la cafeína se acelera por la nicotina, por lo que no es de extrañarse, el encontrar que la gente que fuma tolera mayores cantidades de café que las que no fuma.

La cafeína, al igual que la teofilina, tiene ciertos efectos relajantes sobre la musculatura lisa, lo cual explica los efectos sobre los bronquios, y efectos modestos sobre la contracción cardiaca y la presión arterial.

A nivel del sistema nervioso central, se han propuesto una serie de mecanismos para explicar su efecto estimulante, de los cuales destacan los siguientes: (1) inhibición de la fosfodiesterasa. Esta es una enzima que degrada a un tipo de segundos mensajeros, básicamente al AMPc. En caso de no ser catabolizado, por inhibición de la fosfodiesterasa por la cafeína, el efecto estimulante persiste, y se da la sobreestimulación del sistema nervioso. (2) Movilización del calcio. Esto ocurre solo con dosis elevadas de cafeína. Sin embargo también puede ser unos mecanismos que aumente la liberación de una serie de sistemas de neurotransmisión de donde destaca la dopamina y la norepinefrina, mismos que pueden estar relacionados en el efecto placentero del café, pero también en la adicción y en la generación de ansiedad. (3) Antagonismo de los receptores a adenosina. La adenosina es un neurotransmisor que se produce como resultado del metabolismo neuronal. En el hipotálamo anterior, parece

existir un centro que se estimula con los niveles crecientes de adenosina, que lo van estimulando a lo largo del periodo de vigilia, la somnolencia, sería activada por el hipotálamo anterior, por un grupo de neuronas localizadas en el núcleo ventral óptico. Sin embargo si este núcleo es bloqueado por el efecto antagónico de la cafeína, se logra una prolongación de la a vigilia. Este es el efecto que buscan la mayoría de los usuarios de cafeína, sobre todo por las mañanas, el ejercer un despertar enérgico. También este es el mecanismo por el cual, algunas personas tienen alteraciones del sueño, cuando toman bebidas con cafeína muy cerca de la hora de ir a dormir. Este fenómeno, además es susceptible de incrementarse con la edad y en enfermos con insomnio. Animales de laboratorio ancianos, mostraron mayor efecto activador-despertador de la cafeína, que sus contrapartes jóvenes, este fenómeno parece que también se presenta en seres humanos.
Intoxicación por cafeína.
    Este se presenta cuando el consumo de cafeína excede a los 250 mg (por ejemplo mas de 3 tazas de café de grano). Se pueden presentar por lo menos cinco de los siguientes síntomas: inquietud, nerviosismo, excitación, insomnio, rubicundez facial, aumento en la diuresis, alteraciones gastrointestinales, saltos o brincos musculares aislados, taquicardia o

arritmia cardiaca, agitación psicomotriz. Debido a que la cafeína tiene una vida media corta de 4 a 6 hr. Lo mas importante, es una vez que se ha comprobado que se trata de una intoxicación por café asegurarle al paciente que la situación se resolverá. Se puede administrar un benzodiacepina, como loracepam, y dar medidas de contención.

Inducción de ansiedad por cafeína.

La cafeína puede inducir materialmente, cualquiera de las alteraciones por ansiedad: ataques de pánico, ansiedad generalizada, fobia social, trastorno obsesivo compulsivo, etc. Los pacientes con algún tipo de trastorno por ansiedad tienden a utilizar menos cantidades de cafeína, y aún a evitarla.

Alteraciones del sueño inducidas por cafeína.

Este tipo de alteración se presenta de manera aguda en pacientes que no tienen la costumbre de tomar café. Sin embargo puede observarse en personas, que ingieren café en diferentes formas aún crónicamente, después de las 17:00 hr. Las alteraciones del sueño mas frecuentemente inducidas por cafeína son insomnio inicial, o sueño superficial y no reparador. Algunas personas que acostumbraban a tomar bebidas con cafeína en la noche, con l a edad, tienen una mayor sensibilidad al efecto alertarte, y este puede ser el mecanismo que los mantenga con alteraciones en el dormir. La disminución gradual de cafeína, o moverla a horarios alejados de la noche, puede ser una estrategia adecuada.

Síndrome de supresión de cafeína

Este se instala después de una interrupción súbita de cafeína y está caracterizado por: fatiga, somnolencia, ansiedad o depresión, nauseas y vómito. Todo lo anterior se acompaña de manera mas o menos constante de una cefalea, bostezos y a veces en síntomas parecidos a los de la gripa.

La cocaína en una droga de gran utilización en nuestro medio. Esta sustancia aumenta la disponibilidad de dopamina y norepinefrina por un triple mecanismo: (1) Aumenta la liberación presináptica; (2) bloqueo de recaptura de las catecolaminas y (3) compite con las MAO por su degradación con las catecolaminas, actuando de esta manera, como si fuera un inhibidor de las monoamino oxidasas. La cocaína se ha reportado que induce ataques de pánico y trastorno por ataques de pánico, aun cuando el paciente ya no sea usuario de la droga.

En el caso del alcohol, es frecuente el desarrollo del TAG o aun ataques de pánico, o agitación en usuarios moderados de alcohol, quienes al ingresar a hospitalización, presentan síndrome de supresión, aproximadamente 24 hrs. Después de su ingreso. Además de la ansiedad pueden presentarse agitación, temblor e insomnio. En el mismo caso estaría el uso de algunos medicamentos, depresores del sistema nervioso, como benzodiacepinas y antihistamínicos.

NEUROBIOLOGÍA DE LA ANSIEDAD SOCIAL

En una primera parte se comentan de los estudios con retos farmacológicos. Si bien en personas con ataque de pánico, se han utilizado con buenos resultado los retos con varios agentes como la cafeína, lactato, CO_2, CCK, pentagastrina, y flumacenil, los resultados de los mismos agentes en Ansiedad Social son pobres. La pentagastrina y altas concentraciones de CO_2, si fueron útiles para inducir ataques de pánico en enfermos con ansiedad social pero en dosis elevadas.

A nivel neuroendocrino, no se ha reportado que las personas con ansiedad social tengan elevados sus niveles de cortisol o hiperactividad del eje hipotálamo-hipófisis-suprarrenales. En la actualidad se ha utilizado de manera terapéutica la oxitocina como un péptido que al que se le reportan funciones de conductas maternas y afiliativas.

Los estudios neurobioquímicos muestran que los pacientes con fobia social responden bien a los ISSRS, y esta es una evidencia indirecta del papel que pueda tener la serotonina en este trastorno. Además de que la serotonina interviene en conductas dominantes y de afiliación en primates. En estudios con niveles de prolactina, se ha detectado una hipersensibilidad de los receptores 5-HT1a, en ansiedad social generalizada. Sin embargo las disfunciones del sistema de serotonina no es toda la historia de este padecimiento.

Algunas líneas de investigación apoyan el papel de la dopamina en la ansiedad social. Medicamentos que aumentan los niveles de dopamina, como los inhibidores de las monoamino oxidasas (IMAOS), son efectivos para el manejo de la fobia social. Al mismo tiempo que en algunas personas que reciben agentes antagonistas de la dopamina, aparecen datos sugestivos de ansiedad social. En un estudio se observo que pacientes tratados con haloperidol, un antagonista D2 dopaminérgico, se acompañó de síntomas de ansiedad social. Lo mismo se ha reportado, que enfermos de Parkinson, en donde los niveles de dopamina están disminuidos, se observan datos de ansiedad social. Sin embargo el reto con agentes como L-Dopa. No mostró diferencia con los controles.

En lo que se refiere a la norepinefrina (NE), se ha reportado que los pacientes con fobia social hay una respuesta exagerada al reto con yohimbina un antagonista de los receptores alfa-2 adrenérgicos, lo cual se asocia a un aumento en los niveles plasmáticos de MHPG. Lo mismo se han encontrado anormalidades en los retos con clonidina y hormona del crecimiento. Aquí hay una respuesta aplanada al reto con clonidina, lo mismo que ocurre en otras alteraciones como depresión mayor, ataques de pánico, ansiedad generalizada. Lo anterior nos indica que los pacientes con fobia social pueden tener una regulación anormal del sistema de NE, que es diferente a otras alteraciones por ansiedad.

En el caso del GABA y sus receptores, hay evidencias de que el manejo clínico con gabapentina, y pregabalina dos anticonvulsivos, producen mejoría clínica en pacientes con ansiedad social comparados con placebo.

TEORÍA DE LA MENTE

Durante las dos últimas décadas, el aislamiento de la base neural de nuestra capacidad para representar y atribuir estados mentales afectivos y cognitivos desde "mi yo" al de "el otro" (es decir, la teoría de la mente) ha sido uno de los ejes principales de las neurociencias cognitivas. Esta capacidad se cree que es una consecuencia de habilidades preexistente de inteligencia social, tales como la experiencia para detectar la cara y expresiones de otras personas y seguir con la mirada a otros, reconocer las emociones, y distinguir entre yo y el otro. Estas pericias básicas son necesarias para poder leer la mente de los otros y por lo tanto pueden considerarse partes esenciales de un proceso social. Con esta habilidad creamos la teoría sobre los demás, detectamos sus creencias, deseos y emociones con el fin de comprender y predecir su comportamiento, y sobre todo con respecto a "uno mismo". A todo esto se le conoce como la Teoría de la Mente (ToM).

Sin lugar a duda, en el centro de la investigación del cerebro la ToM es la formulación de un modelo predictivo neurobiológico como parte de nuestra capacidad para mentalizar la conducta motora y expresión facial de los otros. Un modelo viable neurobiológico de ToM debería mínimamente explicar los procesos básicos que incluyen la capacidad de mentalización para representar los estados mentales cognitivos y afectivos de terceras personas.

Estos estados mentales de "uno mismo" y de los otros, nos permiten entender correctamente y predecir el comportamiento de los otros como respuesta a nuestra interacción. Según Fuster (2001), dos grandes trampas deben ser evitadas cuando se formula una base neural de un comportamiento complejo o la función que pueda tener este: (1) El discutir esta función de forma aislada dejando de lado otras que la complementan, y (2) para localizar esta función dentro de una región discreta del cerebro.

Por consiguiente, la asignación de un modelo neurobiológico para procesos y componentes de la ToM requiere esencialmente de una red interconectada funcionalmente dentro del cerebro que incorpore dos niveles: lo neuroanatómico y lo neuroquímico.

AUTOPERCEPCIÓN O CONCIENCIA-DE-SI-MISMO.

Investigaciones recientes demostraron disminución de la autoconciencia entre individuos socialmente rechazados como estrategia defensiva diseñada para amortiguar el "uno-mismo", el dolor agudo del rechazo. En un estudio se trató de demostrar que esta disminución de la autoconciencia entre individuos socialmente rechazados es: (a) evidente en los ámbitos sociales y (b) se acompañó de una mayor conciencia de la conducta de los demás. El uso de un paradigma de la memoria social encontró que los participantes mostraron una mejor memoria hacia los rechazados que para otras personas con comportamientos sociales más pobres.

La "Conciencia-de-sí-mismo", puede ser entendida como un comportamiento aprendido. Toda la vida planetaria nos ha dado un cerebro suficientemente complejo que procesa la información sensorial obtenida desde la periferia al centro, así como los diversos órganos. Los cinco sentidos conocidos para los seres humanos son la vista, el oído, el tacto, el gusto y el olfato (también conocida como la exteroceptiva sentidos, que también incluyen el equilibrio). Además de estos sentidos básicos, que proporcionan el cerebro información de otros organismos externos información sobre el mundo, las conexiones neuronales a través del cuerpo proporcionan al cerebro con información sobre las diversas las partes del cuerpo en el que se asienta (Tannenbaum, 2001), así como las relaciones espaciales entre las diversas partes del cuerpo (Estos son los sentidos interoceptivas y propioceptiva).

Un punto aparentemente obvio a tener en cuenta es que el cerebro del sujeto se encuentra dentro de la cabeza, y que diversos órganos de los sentidos internos y conexiones sensoriales se localizan en partes específicas del cuerpo, que se conectan al cerebro de una manera específica. Este punto de vista es tal que el flujo de información desde el entorno siempre contiene un subconjunto constante de información relacionada con el organismo. Los seres humanos como un ejemplo, el cerebro humano constantemente recibe la información visual de parte del cuerpo en el que se asienta. Esta información visual se compone de varias partes del cuerpo del organismo humano, tales como las manos, los brazos, la punta de la nariz, los pies, las piernas, el torso, etc.

Luego entonces, es probable que en la ansiedad social se tenga un problema de percepción del uno mismo, un tipo de proto mapa, en donde se tiende a sobre idealizar, y cuando la persona se ve en el espejo, en una foto o un video, resulta que hay en apariencia una incoherencia. Eso aunado con una deficiente teoría de la mente (ToM), dificulta a estas personas navegar por la vida.

LA REPRESENTACIÓN DEL YO ("UNO MISMO" O AUTOPERCEPCIÓN).

La representación que tengo de mi mismo es lo que me da una continuidad ontológica: Sé quien soy en este momento particular en que escribo esto, quien fui ayer y también qué soy la misma persona de hace 20 o 30 años. Además me veo hacia al futuro inmediato, envejeciendo pero siendo siempre el mismo sujeto, aun cuando me consta que no soy físicamente el mismo, y que el contexto del material fotográfico, el que mis familiares y amigos que me rodean y me comentan sobre las fotos, lo que me hace sentir esta continuidad ontológica.

En la película "Blade Runer", del director inglés Riddley Scott, basado en la novela de Phillip K. Dick "Do the androids dream in electric sheeps? Un tipo de replicante humano llamado Nexus, se amotinan porque han desarrollado sentimientos, y quieren que en Thyrell Corporations, su creador, les quiten el chip o procesador que les permite vivir solo cuatro años. Una manera de validar ante los humanos que no son replicantes es obtener fotos que los contextualice con un pasado, sembrarse una continuidad ontológica.

El Blade Runner, funciona como un policía que asesina o retira a los Nexus. Thyrell el dueño del corporativo que hace los Nexus, invita al Blade Runner a que le practique un test de Vogel, a la secretaria. El policía descubre que ella es un Nexus, pero Thyrell le ha implantado recuerdos, que corresponden a su hija muerta, por ejemplo sabe tocar el piano como la difunta hija.

Este problema de la auto identificación o conocimiento de si mismo, es importante, y se ha revisado a la luz de los avances tecnológicos que permiten el estudio en vivo del cerebro, como son la resonancia magnética funcional y la tomografía por emisión de positrones.

Cuando yo pienso en mi, entonces soy algo, sin embargo mi Yo, no es una cosa que yo pueda observar, como lo hago con mis dedos, piernas o abdomen. Entonces si mi Yo es algo que no puedo observa, entonces, ¿Qué es? ¿De donde viene? Si es una construcción mental: ¿cómo se origina?

En la actualidad estamos convencidos de que el pensamiento es un proceso que se origina en el cerebro; también estamos convencidos de su funcionamiento y que no hay una entidad no material que se conecta en algún punto, como por ejemplo la glándula pineal, con nuestro cerebro y el cuerpo. Por lo tanto el pensamiento que se refiere a mí mismo debe de estar gestado en ese órgano. Tenemos entonces una pregunta resuelta: mi Yo se encuentra en el cerebro. El Yo como lo conceptualizamos hoy en día, está ligado a una serie de principios de las neurociencias: (1) Mi cuerpo está equipado con un cerebro; (2) El cuerpo y el cerebro están en comunicación constante y son ambos una sola forma de materia que socialmente llamamos persona; (3) Las actividades de las diferentes partes del cerebro están en coordinación, en las diversas escalas temporales que van desde los milisegundos, segundos y horas. El constructo de "Mi mismo", o Yo, proviene entonces del cerebro.

La coordinación de los movimientos en los animales enfrentados con el medio ambiente llevó a que evolucionara un centro de operaciones en el cerebro, concretamente en el lóbulo parietal derecho, porque ahí se procesa la información espacial del entorno en el que nos movemos, lo cual es importante para el desplazamiento del cuerpo en el espacio. "Los mapas cerebrales", en lo referente a circuitos neuronales, conectomas y otras formas de plasticidad neuronal, tienen representaciones del cuerpo no solo topográficas, pero con los aspectos emocionales, y ambos se entrelazan con los culturales, creando estereotipos, sobre todo en las interacciones con otros seres humanos.

Jean-Paul Sartre decía: "El infierno son los otros", pero también pueden ser nuestra salvación. Nuestro cerebro y el de otros animales, primates, delfines, paquidermos y cetáceos, evolucionó en función directa del número de miembros en sus comunidades. Un cerebro, como el de una ardilla, puede hacer todas las funciones básicas que hace un ser humano. Pero, el lenguaje, los símbolos, y la cultura y extensiones de memoria que funcionan como depositarios de estas, se hizo posible únicamente en el homo sapiens.

Una hipótesis acerca del Yo, como un concepto operativo que enlaza las aferencias senso-perceptivas, emocionales y culturales, es el que se gesta por un tipo de representación cerebral, la cual operativamente se localiza en un grupo de neuronas, que integran aspectos cualitativos y cuantitativos de la cosa representada, en este caso mi Yo, también llamado en castellano: "el yo-mismo".

El cerebro despliega un patrón de actividad en un grupo de neuronas, a las cuales les llega la información, que entonces es decodificada y representada en una forma evidente para el cerebro (el lenguaje). Esto en si, es una limitación de lo observado, ya que el mundo externo, será decodificado en función de la experiencia previa y de las capacidades innatas del sistema decodificador. He aquí una limitación epistemológica de mi condición de ser humano. Las flores de color rojo pueden no ser exactamente de ese color, para una abeja equipada con otro sistema de captación y decodificación de información.

La memoria de lo que se ha visto, oído, comido, olido, en el tiempo que se ha vivido, es lo que podría ser la autobiografía de cada uno de nosotros en lo que se refiere a las experiencias cognitivas. Pero tener una autobiografía no necesariamente implica tener una noción de "si mismo", hay condiciones en que esto se puede disociar. Un paciente con destrucción de ambos lóbulos temporales por encefalitis causada por el virus Herpex Simple, mostraba total ausencia de recuerdos pasados y recientes, solo sabía que era de Guadalajara, sí existía la conciencia de si mismo, de su nombre y nada más que esto.

Por otro lado están los fenómenos de despersonalización, en donde se pierde la noción del "si-mismo", pero hay continuidad con el pasado biográfico. Las alucinaciones auditivas, son ejemplos de la falta de identificación de las capacidades propias. Existen evidencias de que las "voces" extrañas que escuchan los esquizofrénicos u otros enfermos que escuchan voces, pueden ser el monólogo interno de su pensamiento, que se disocia, como algo no reconocible, como si fuera una voz extraña la que les habla, en el interior de su cabeza. Otro grupo de esquizofrénicos pueden estar con problemas mas serios, dudando sobre su verdadera identidad: "¿Quién soy yo realmente?" Algunas sustancias pueden activar este fenómeno de la despersonalización, tal es el caso de la ketamina, un anestésico general que actúan en el receptor NMDA (N-Metil D-Aspartato acoplado a aminoácidos excitatorios). Algunos pacientes al despertar de la anestesia con ketamina, tienen la sensación de que están muertos y que ellos son solo espíritus o fantasmas. Situaciones similares se han descrito con otras substancias, como la fenciclidina (sustancia que también actúa en el receptor a NMDA) y el LSD (Actúa sobre el sistema de serotonina). . El tálamo de estos pacientes con esquizofrenia no está filtrando la información sensorial, tampoco las jerarquiza, y esto lleva a que se inunde el cerebro de información y esto pudiera explicar algunos de los síntomas de la esquizofrenia. Por ejemplo, el retraimiento, el tener una conducta de asombro y ansiedad combinados, que denotan la dificultad para analizar lo que están percibiendo de manera masiva.

Los pacientes, con lesiones en la corteza parietal derecha, tienen estados de negación respecto a sus extremidades contralaterales. Esto se conoce con el nombre de "Negación de las extremidades" Un paciente comentaba:

"No sé de quien es este brazo, quizás es de mi hermano, está muy velludo". Ramachandran, neurobiólogo hindú que reside en Estados Unidos de Norteamérica, denominó a esta condición anosognosia. Si la lesión ocurre en el lóbulo parietal izquierdo, es muy raro que se observe la anosognosia, aun cuando las lesiones en esa zona producen el mismo deterioro motor y sensorial. La corteza del lóbulo parietal derecho parece ser necesaria para la auto representación o la identidad del Yo-mismo.

En situaciones extremas, en donde se manifiestan ambos fenómenos: deterioro de la auto cognición y la memoria autobiográfica: como se puede observar en las demencias en etapas avanzadas. Mientras que en la anorexia nervosa y quizás en la obesidad mórbida, hay un defecto en la percepción de la realidad respecto a imagen corporal. También la hay en un padecimiento psiquiátrico raro, conocido como la dismorfofobia, en donde se percibe que una porción del cuerpo, muy frecuentemente situada en la cara, esta con una deformación, que sólo la perciben las personas afectadas con esto. La representación del "Yo-mismo", es multidimensional, ya que puede ser tan exquisita, como el que se observen defectos en la identificación de las caras, voces y aún movimientos finos.

Las demandas de movimiento en los animales hicieron que su sistema nervioso estuviera equipado con centros de coordinación, de tal manera que, ese ser no estuviera fuera del contexto del espacio que le rodeaba. La coordinación de las fibras musculares solo pudo hacerse con el funcionamiento orquestado de las células nerviosas específicas, y que estas fueran neuronas con amplias capacidades de aprendizaje, y conectadas a los sistemas de recompensa, para que se aumentaran las conexiones que a su vez reforzaran este tipo de movimientos.

Claude Bernard, fisiólogo francés del siglo XIX, describió las diferencias que hay para regular el medio interno de un organismo, el cual se encuentra ante un medio externo muy cambiante. Este último tiene grandes fluctuaciones en temperatura, oxigenación, humedad, etcétera. Mientras que el medio interno del cuerpo se mantiene en un rango estrecho de variables, que es lo que se conoció con el nombre de homeostasis. La temperatura del cuerpo, en condiciones normales, a lo largo de las 24 horas, no debe de variar más de medio grado centígrado, los niveles de glucosa, deben de estar alrededor de 80 mg/cm^3 , y el pH, es decir el grado de acidez de la sangre, se mueve en un rango muy estrecho (7.3 a 7.4), lo mismo ocurre con el oxígeno y los niveles de agua y sales en el cuerpo. Esta regulación fina de la homeostasis se efectúa en el hipotálamo.

Todas las funciones de regulación interna se gestan y coordinan en el tallo cerebral e hipotálamo. Otras estructuras, como por ejemplo el sistema límbico pueden participar, pero solo para darle un tono afectivo, esto es motivar o bloquear determinadas conductas.

Muchas de nuestras actividades vitales, que nos ponen en contacto y relación con el mundo que nos rodea, dependen del movimiento. Esto es, moverse para buscar alimento y comer, moverse para reproducirse, moverse para atacar o huir. En el cerebro se han creado una serie de mapas, que surgen de la información sensorial que proviene del exterior e interior a nuestro cuerpo, el traslape de esos mapas llevan a una imagen de nosotros, que es sólo una representación, un modelo muchas veces idealizado, y que tiene la función de la simulación, como ocurre en la llamada realidad virtual.

La idea de simuladores internos, que harían una suma de sensaciones externas e internas provienen de Daniel Wolpert. Lo que el cerebro busca, con ese simulador de nosotros mismos, es desarrollar posibles escenarios para ejecutar los movimientos precisos. Rick Grush, llamó a esos simuladores (haciendo un símil con los simuladores de vuelos de aviones en computadoras) EMULADORES. Estos modelos cerebrales tienen diversos orígenes. La fuente principal proviene de la vía visual, la cual hace un mapa del mundo que rodea al cuerpo, se auxilia de sensaciones corporales llamadas propioceptivas (tacto, presión, localización de huesos, articulaciones y músculos). Los emuladores hacen fácil la transición entre las sensaciones-percepciones-movimientos. Los emuladores pueden emplearse para programar soluciones a problemas motores que aún no aparecen. Por ejemplo la ejecución de un clavado desde la plataforma de 10 metros de altura. La simulación de un estado de movimiento lleva a respuestas más rápidas que el simple someterse al ensayo y error de continuas pruebas motoras.

Lo anterior dicho subraya una vez más, que "no hay nada nuevo bajo el sol", que los juegos de realidad virtual, son solo la exteriorización de lo que todos los días hacemos con los emuladores en nuestros cerebros. Uno de ellos, por cierto, tiene que ver con las interacciones sociales. Aprendemos a responder a una serie de señas y gestos que llamamos lenguaje no verbal, que es tan importante como lo que estamos escuchando de nuestro interlocutor. Este emulador, se encuentra en el lóbulo parietal derecho, y en ambos lóbulos frontales, y de estos, en la porción mas anterior del cerebro, que se conoce como lóbulo prefrontal y que es la porción de los hemisferios cerebrales que, por un lado evolucionó de manera más reciente (desarrollo filogenético) y por otro lado, es el área que tardamos mas en madurar en nuestro desarrollo ontológico (en el curso de la vida).

La continuidad de mi Yo, es un aspecto crucial en la identidad de una persona. Saber que uno es la misma persona hoy, de lo que fue hace dos años, y el mismo que de adolescente pertenecía a un partido de izquierda, aunque ahora sea un industrial millonario. Esta es la identidad ontológica. La cual tiene como sustrato las conexiones entre la región parietal derecha, prefrontales y una parte del lóbulo temporal llamado hipocampo.

Los artistas, en especial los escritores y cineastas, tienen una cuarta conexión muy vigorosa al circuito descrito en líneas previas, esta se da con la amígdala del lóbulo temporal, de tal forma que el tono emocional de los recuerdos es tan intenso, tan presente y con conexiones reverberantes poderosas, que se vuelve la herramienta imprescindible en su arte narrativo, si este circuito se activa en extremo, digamos por una epilepsia, entonces tenemos fenómenos literarios como Fedor Dostoievski.

EL PESO ECONÓMICO DE LA ANSIEDAD SOCIAL

Al tener un inicio en la adolescencia, o por lo menos aumento de la sintomatología, en donde se inicia la educación media superior y algunos empleos, es importante contemplar que este problema es un lastre económico para el paciente y sus seres queridos. Se asocia con una alteración importante en la calidad de vida a nivel social, ocupacional, escolar, y en la vida de pareja. Además esta la comorbilidad, que lleva a uso de alcohol y otras drogas. En algunos casos está el intento de suicidios y la invalidez relativa que pueda ocurrir de esto.

En la Universidad Nacional Autónoma de México en donde trabajo, se hizo una encuesta entre los alumnos reprobados de la Facultad de Medicina, y el 50 % tenían como comorbilidad la ansiedad social. El sistema de calificación es de relevancia para estos resultados, ya que la participación en clase y en equipos de estudio se califica en un 30 % esto representa un peso para los alumnos con ansiedad social. Los pacientes con calificaciones por arriba del punto de corte en la escala de Leibowitz para ansiedad social reportaron que mas de la mitad tuvieron mas

problemas en áreas como la salud en general, educación, empleo, y relaciones románticas y vida familiar.
- Disfunciones en sus actividades diaria
- Problema en relaciones interpersonales.
- Problemas para avanzar de grado en la escuela
- Abandono de la escuela
- Utilización de alcohol y abuso de este
- Descuido en su salud en general.
- Historia de ideación suicida y de intentos.

Todo lo anterior se puede exacerbar si existe comorbilidad asociada con depresión mayor, alcoholismo u otros tipos de trastornos de ansiedad (ataque de pánico).

Es estudios en donde se mide la "Calidad de Vida" (Zurich Study). Se compararon 65 pacientes con ansiedad social, contra el mismo numero de voluntarios sanos, con un cuestionario de 36 preguntas sobre calidad de vida. Los pacientes con ansiedad social mostraron niveles mas bajos en los reactivos que evaluaban salud mental, salud en general, vitalidad, y funcionamiento social.

Sin embargo usando la misma escala comparando ansiedad social con pacientes con trastorno obsesivo compulsivo y ataques de pánico, no hubo diferencias, excepto en las relaciones interpersonales y la auto expresión. Uno del riesgo que todos los estudios reportan es el uso de sustancias adictivas, esto es un tipo de automedicación al no entender lo que les está sucediendo. La comorbilidad de alcoholismo es de 13.0 a 18.8 %. En el caso de otras drogas o la combinación de estas la comorbilidad aumenta de 14.8 % a 23.9 %.

El riesgo de intentos suicidas y el suicidio como tal es elevado en este tipo de pacientes, situación que se potencia con la comorbilidad de depresión mayor. Sin embargo, hay estudios en donde la cifra de intentos cuidas es alta aún sin la comorbilidad de la depresión mayor. La atención de problemas médico-preexistentes o posteriores a la ansiedad social no se les da un seguimiento por el paciente, y el médico que desconozca esta entidad psiquiátrica, puede tener una lectura equivocada de la falta de interés o adherencia terapéutica.

NEUROBIOLOGÍA DE LA ANSIEDAD SOCIAL

Aun cuando es una de las alteraciones por ansiedad con mayor prevalencia, se sabe relativamente poco de los aspectos neurobiológicos. Un avance importante en el DSM-5 fue el separar el núcleo de trastornos de ansiedad en base a evidencias neurobiológicas. Por ejemplo, aunque es posible tener ataques de pánico en un estado extremo de ansiedad social, por ejemplo, al hablar en público, o frente una figura de autoridad, esto es en si la principal diferencia de los ataques de pánico como enfermedad por si misma, en donde no hay un factor externo aparente que los activa.

Incluso los retos farmacológicos usados para activar los ataques de pánico, como el lactato, cafeína, colecistoquinina, pentagastrina y el flumacenil (antagonista de los receptores a benzodiacepinas), yohimbina, CO_2 y otras sustancias que se sabe actúan por diversos mecanismos activando ataques de pánico, no lo hacen con la ansiedad social, ni tampoco disparan ataques de pánico.

Los estudios neuroendocrinos que nos dan información de los receptores y sistemas de neurotransmisores no muestran un aumento de la actividad del eje hipotálamo hipófisis suprarrenales, tampoco en el eje hipotálamo hipófisis tiroides. La principal evidencia del papel de la serotonina se debe a la buena respuesta que tienen los pacientes a los Inhibidores de Recaptura de Serotonina, aunque el mecanismo de acción de estos compuestos no sea directamente responsable del defecto genómico primario. En los primates, los niveles elevados de serotonina se correlacionan con altos rangos en la jerarquía social.

Uno de los retos positivos en ansiedad social es con prolactina y buspirona, agonista de los receptores $5HT_{1A}$, somato-dendríticos y que aumenta los niveles de prolactina en personas con ansiedad social. Esto nos indicaría de una hipersensibilidad de estos receptores, que se traduce en una señal engañosa de que existe un exceso de serotonina, cuando en realidad es todo lo contrario. Este subtipo de receptor somato-dendrítico ha sido también implicado en la latencia de por lo menos dos semanas al inicio del efecto antidepresivos. Para tratar de acelerarla y que se observara el efecto antidepresivo mas pronto, se utilizo el pindolol, un medicamento utilizado en cardiología, junto con fluoxetina, el protocolo de estudio se denomino "Road Runner", que recuerda una caricatura de un correcaminos perseguido por un coyote. Sin embargo, aun cuando en los roedores si se acortaba la latencia al efecto antidepresivo, no ocurrió lo mismo en humanos.

El aumento selectivo del inhibidor de la recaptura de serotonina (ISRS) con el antagonista 5-HT$_{1A}$ pindolol ha tenido resultados mixtos. Estudios recientes que utilizan tomografía por emisión de positrones (PET), que sugieren que las dosis de pindolol utilizadas en estos estudios fueron demasiado bajas para efectuar el bloqueo del autorreceptor 5-HT$_{1A}$. Para probar la hipótesis de que una sola dosis más alta de pindolol aumentaría efectivamente las respuestas antidepresivas en pacientes refractarios a los ISRS, nueve sujetos con depresión mayor que no respondían a la paroxetina 40 mg / día administrados durante 2 meses o más fueron asignados al azar a AM pindolol 7.5 mg (n = 4) o placebo (n = 5). A los sujetos se les administró la Escala de depresión de Hamilton (HAM-D), la Escala de ansiedad de Hamilton (HAM-A), la Escala de melancolía de Bech-Rafaelsen y el Inventario de depresión de Zung al inicio del estudio y las semanas 1, 2, 3 y 4. Los sujetos que recibieron pindolol exhibieron unas mejoras significativas en todas las clasificaciones a partir de la segunda semana, que continuó hasta la cuarta semana. Además de mareos transitorios y una disminución de cinco puntos en la presión arterial sistólica / diastólica asociada con pindolol, no se informaron efectos adversos. Aunque los resultados deben verificarse en una muestra más grande, estos hallazgos respaldan estudios previos que indican que el pindolol puede acelerar las respuestas antidepresivas durante la terapia con ISRS. Además, los resultados reportados aquí sugieren que una sola dosis alta de pindolol (7.5 mg) es una estrategia de aumento más efectiva en pacientes refractarios a los ISRS en comparación con la misma dosis total administrada a 2.5 mg.

La dopamina parece tener un papel en la ansiedad social, si se dan bloqueadores de los receptores como haloperidol, se producen síntomas de ansiedad social en personas que no los tenían previamente. La comorbilidad entre ansiedad social y enfermedad de Parkinson podría explicarse por este camino, no todas las personas con enfermedad de Parkinson desarrollan ansiedad social. En nuestro grupo hemos encontrado un efecto potenciado de los ISRS, con metilfenidato, de libración prolongada.

Si bien el tratamiento con ISRS disminuye la ansiedad anticipatoria, no favorece que los pacientes se expongan a las tareas programadas. El metilfenidato es un medicamento utilizado comercialmente en el trastorno por atención deficiente que tiene un aumento del tono dopaminérgico. En el presente estudio se evaluaron dos grupos de pacientes con AS: a un grupo se le administró ES (10 mg/día (grupo ES) y al otro una combinación de ES (10 mg/día) y metilfenidato (20 mg repartido en dos tomas, al despertar y antes de comer) (grupo MFES) de manera abierta. Se evaluó el cambio en la escala de AS de Lebowitz y en la escala de Hamilton para ansiedad al inicio del tratamiento y ocho semanas después. Se siguió a los pacientes durante cuatro consultas, con dos semanas de separación, y se les pidió que completaran una serie de tareas de exposición. El estudio fue abierto y se aplicó estadística no paramétrica para evaluar los resultados. El principal objetivo de este estudio abierto fueevaluar si el efecto reforzador del metilfenidato podría facilitar el desempeño de la exposición graduada a los estímulos generadores de AS. Se estudiaron 15 pacientes. No hubo diferencia en la calificación basal de la escala de Liebowitz ni en las escalas Hamilton de ansiedad (HAM-A) basales. El grupo MFES mostró diferencias significativas en la escala de Leibowitz para la AS (pretratamiento: 33.29 ± 2.87 vs. postratamiento: 13.71 ± 3.5; prueba del signo de Wilcoxon $p < 0.031$), mientras que en el grupo ES las diferencias no fueron significativas (pretratamiento: 32.15 ± 5.2 vs. postratamiento: 24.1 ± 8.4; $p = 0.68$). Lo mismo se observó en la escala de HAM-A. El grupo MFES mostró diferencias entre los estados de pretratamiento (21.85 ± 7.0) y postratamiento (9.14 ± 1.95) (U de Mann-Whitney p < 0.031), pero no el grupo ES (pretratamiento: 26.25 ± 7.04; postratamiento: 21.25 ± 7.4; prueba de Signo de Wilcoxon p = 0.125). También hubo diferencias a nivel de las tareas de exposición en el grupo MFES a lo largo de las ocho semanas del estudio, mientras que las diferencias del grupo ES fueron menos significativas. Así pues, se puede concluir que, si bien la monoterapia con ISRS es eficaz, como ha sido demostrado en estudios previos en AS, la adición del metilfenidato puede acortar el tiempo de exposición a las tareas que los pacientes evitan, con lo cual se puede lograr un alivio en menos tiempo. Se requieren estudios controlados, con un aumento en el número de pacientes, con paradigmas parecidos antes de realizar mayores conclusiones al respecto.[1]

La participación del sistema noradrenérgico es relevante, dado que la mayoría de los síntomas de tipo neurovegetativo, como taquicardia temblor, elevación de la presión arterial, se originan a este nivel, y mas específicamente en el cuarto ventrículo en

---

[1] Rafael Jesús Salin-Pascual, Nayely Fuentes-Romero y Andrea Arroyo-Guzmán. Metilfenidato como auxiliar en pacientes con ansiedad social que reciben escitalopram. Rev Mex Neuroci. 2018;19

donde están la mayoría de las células noradrenergicas,

La administración del antagonista alfa-dos presináptico Yohimbina, se ha reportado que aumenta la ansiedad social en pacientes que y tienen la forma generalizada, además, si se mide en orina su principal catabolito, el 3 metoxi, 4 hidroxi fenil etilen glicol, se tiene una idea de que hay una hiperactividad del tono de la norepinefrina, esto es una vulnerabilidad para activarse aún cuando las señales externas no sean de un daño real, sino de tipo de interacción social. La respuesta a el reto con clonidina y hormona del crecimiento, también se ha reportado como alterada en algunos enfermos con ansiedad social. El aplanamiento o la falta de respuesta de la hormona del crecimiento ante el reto de clonidina, un agonista alfa-dos adrenérgico, también se observa en depresión mayor, ansiedad generalizada, ataques de pánico, y refleja una hiperactividad de este sistema noradrenérgico en este grupo de condiciones.

El sistema del eje hipotálamo, hipófisis, suprarrenales, explorado con el factor de liberación de la hormona corticotrofina CRF, se vincula a la activación del sistema de norepinefrina, como una respuesta general al estrés. Los antagonistas de receptores a CRF, que se han desarrollado en modelos animales, quizás puedan ser de utilidad en esta enfermedad de ansiedad social.

En el caso del sistema inhibitorio GABA-BZD, hay evidencias de su utilidad a nivel sintomático, sin embargo hay estudios recientes con gabapentina, un agente anticonvulsivante, que aumenta lo niveles de GABA a nivel central, además de modificar los canales de sodio y calcio, y por lo menos en un estudio se ha reportado que reducen las manifestaciones de ansiedad generalizada. Lo mismo se ha reportado con pregabalina, en un estudio aleatorizado con 135 pacientes, en donde se encontró una baja de los síntomas de ansiedad social, comparados con placebo.

ESTUDIOS DE NEUROIMAGEN

Los pacientes con ansiedad social tienen un procesamiento diferente de los rostros que los controles sanos. Hay un sesgo para calificar caras neutras o indiferentes como con valencia negativa. Se les presenta una serie de rostros de una misma persona, alegre, triste, enojada, con asco, y varias caras neutras. La mayoría de ellos ponen a las caras neutras como agresivas o con valencia negativa. En otro estudio con caras neutras en donde algunas tenían labios como sonrientes, no distinguieron estas diferencias. Birbaumer et al. Describieron un aumento en la respuesta localizada en la amígdala en pacientes con fobia social, ante caras neutras. Stein et al. Mostraron una activación significativa en el hemisferio del lado izquierdo, en las zonas de la amígdala y del uncus del hipocampo. Esto en pacientes con ansiedad social comparado con voluntarios sanos, al mostrarles caras con datos de enojo, en comparación con caras felices. El grado de activación de la amígdala está en correlación directa a la cantidad y severidad de los síntomas. La activación solo se observa en la amígdala y no en el giro fusiforme en pacientes con ansiedad social.

Esto apoya el vínculo entre la amígdala temporal y el sistema vegetativo.

Las conclusiones de los diversos estudios de imágenes cerebrales son las siguientes:

El hallazgo mas consistente es el aumento de la actividad en regiones límbicas y para-límbicas comparado con sujetos sanos.

La función anormal de los circuitos de ansiedad resulta en un problema de comunicación entre las áreas prefrontales, responsables de las respuestas inhibitorias. Eso lleva a una hiperactividad de la amígdala.

Esta respuesta lleva a una detección de supuestas amenazas en el entorno social de manera continua. Al no exponerse a otras personas extrañas, su capacidad para "leer" a los demás es muy limitada, y optan por el peligro ante la duda.

Mayor reactividad límbica - amígdala

No se reconocen de manera adecuada las expresiones faciales.

Se tienen deficiencias en la teoría de la mente. Hay un sesgo vinculado a lo que las otras personas puedan estar pensando del paciente con FS.

OXITOCINA / VASOPRESINA

Se conoce que uno de los estímulos para la liberación de estos péptidos de la neurohipófisis son los estímulos ansiogénicos estresantes y de aspectos sociables (negativos y positivos). Una vez liberados regulan aspectos claves de las conductas vinculadas a la ansiedad y a la confrontación de eventos estresantes, e intervienen en conductas relacionadas con la sociabilidad.

Existen receptores a estos dos neuropéptidos, OXTR y AVPR-1A / AVPR-1B, que están localizados en las regiones del sistema límbico, y amígdalas temporales, sitios que reciben inervación directa de la neurohipófisis por colaterales de los axones de las neuronas localizado en los núcleos supra óptico y para ventriculares, además de que ambas moléculas viajan por el torrente sanguíneo desde la eminencia media del hipotálamo.

Hay otros sitios en donde se produce oxitocina, además del hipotálamo posterior, esto son: el tracto gastrointestinal, el corazón, los testículos, el útero, la placenta, los riñones, páncreas, timo y tejido adiposo. Las contribuciones de esta llamada oxitocina periférica a los efectos conductuales de esta oxitocina se desconocen, porque la OXT periférica no cruza la barrera hematoencefálica. Por ejemplo la oxitocina central se libera de manera circadiana y con estímulos bien delimitados, vinculados a la reproducción y conducta de maternidad. El coito, la succión del pezón, el trabajo de parto, y también con la interacción social. Mientras que la oxitocina periférica tiene funciones poco claras, por ejemplo en el intestino aumenta la peristalsis. Hay algunas evidencias de que la oxitocina periférica puede estar involucrada en conductas de apareamiento. Por ejemplo, en la bradicardia, vasodilatación cutánea, aumento de la capacidad del olfato, en la llamada sensación de "mariposas" del abdomen, cuando se está en presencia de un ser querido, en el orgasmo y eyaculación. Se le ha relacionado al depósito de grasa en caderas y muslos en las mujeres durante las etapas gestacionales.

La evidencia acumulada, demuestra el papel importante de la oxitocina (OTX) en la modulación de la cognición social y del comportamiento. Esto ha llevado a muchos a sugerir que la administración Intranasal de OTX puede beneficiar a los trastornos psiquiátricos caracterizados por la disfunción social, como la ansiedad social, los trastornos del espectro del autismo y la esquizofrenia. Sin embargo existe controversia con respecto a si la ruta Intranasal puede atravesar o no, la barrera hematoencefálica, o cual seria el mecanismo mediante el cual, si se modifican los niveles de OXT en el liquido cefalorraquideo.

La administración Intranasal (IN) es un método ampliamente utilizado para examinar el efecto de la oxitocina (OTX) en el comportamiento social y la cognición, en sujetos sanos, así como en las muestras de enfermos psiquiátricos. La OTX en humanos aumenta la confianza, la percepción emocional y el comportamiento empático y se continúa investigado como un tratamiento farmacológico potencial para mejorar el funcionamiento social en una variedad de trastornos neuropsiquiátricos, incluyendo la fobia social y los trastornos del espectro autista (TEA). Los primates no humanos (NHP) son un modelo importante para comprender el efecto de la OTX en la cognición social, sus mecanismos neuronales, y el desarrollo de IN-OT como un tratamiento farmacológico para mejorar los déficits sociales en los seres humanos. Sin embargo, el NHP e incluso algunas poblaciones humanas, como los niños muy pequeños y los escolares, no pueden seguir fácilmente el protocolo de autoadministración detallada utilizado en la mayoría de los estudios de OTX en humano. Por lo tanto, se evaluó la eficacia de varias rutas la administración de OTX, para elevar las concentraciones centrales en los macacos Rhesus. Utilizando rutas IN, IV y en aerosol de OXT. Se observó que todas las rutas aumentan los niveles plasmáticos de OXT, pero sólo la forma en aerosol aumentó también los niveles en LCR. Se desconoce como se comporta la OXT periférica en relación con la central, aumentó su disponibilidad en estructuras cerebrales.

Se ha propuesto que en la AS pueda existir una metilación del receptor OXTR y que esto explique los problemas en la cognición social. En un estudio, se analizaron a 110 pacientes sin medicarse y un número similar de voluntarios sanos. Los enfermos con AS se evaluaron mediante las escalas "Social phobia scale" y la escala de interacción social. Se midió también el cortisol salival durante la prueba de estrés social Trier y la modificación de la amígdala mediante estímulos verbales, observando esto en un equipo de resonancia magnética funcional. Los receptores metilados en pacientes con AS fueron evaluados por métodos de tipo genético, encontrando que estos pacientes tienen un fenotipo específico para AS, y se correlacionó con un aumento en la respuesta en la amígdala, con elevación de cortisol salival. Los autores de este estudio proponen que la metilación del receptor OXTR, pueda servir de marcador biológico y ser auxiliares en el diagnóstico de la AS.

En otra publicación el neuropéptido OXT se evaluó en función de su efecto en una tarea de estrés social, en sujetos varones, en un estudio doble ciego, aleatorizado, controlado con placebo. Se estudiaron a 48 participantes quienes se auto administraron OXT en spray o placebo, antes de completar una tarea de discurso improvisado (la prueba de estrés social Trier), durante el tiempo de espera, se pidió a los sujetos que usaran el spray. Se midió la mirada mediante la grabación de un video. Después del discurso improvisado los participantes completaron cuestionarios que evalúan las creencias cognitivas negativas sobre su desempeño en el habla de su presentación. Si bien no hubo un efecto general de la oxitocina en comparación con el placebo si hubo correlaciones positivas significativas entre los niveles de rasgo de ansiedad y autoevaluaciones negativas tras el discurso.

Los análisis exploratorios revelaron que, mientras más alto es la ansiedad como rasgo en las personas, esto se asoció con la percepción cada vez más pobres de rendimiento de los discursos en el grupo placebo, esta relación no se observó en los participantes cuando se auto administraron oxitocina. Estos resultados proporcionan evidencia preliminar que sugiere que la oxitocina puede reducir las autoevaluaciones cognitivas negativas, en los chicos varones ansiosos. Lo anterior. Se suma a un creciente cuerpo de evidencia de que la oxitocina parece atenuar las respuestas cognitivas negativas al estrés en las personas ansiosas.

Hay una interacción entre OXT y la vasopresina (arginina vasopresina – AVP).

Los individuos de muchas especies aumentan su proximidad a otras personas en situaciones de agregación (defensiva) amenazante, y con esto logran aumentar sus posibilidades de supervivencia y reducir el impacto psicológico negativo de los factores de estrés. Sin embargo, la neurobiología básica de la agregación defensiva no se entiende bien. En un estudio preclínico con roedores, se examinó el papel de la OXT y la AVP, en esta respuesta. Los grupos de ratas fueron expuestas a una bola de pelo de gato (un estímulo de amenaza innata). Los efectos moduladores de OXT y AVP fueron examinados tanto solos, como en combinación con fármacos antagonistas pertinentes. La conducta observada ante esta amenaza innata fue el agrupamiento de las ratas. El antagonista selectivo SR49059 de los receptores AVP-1A (3 mg / kg, ip) disminuyó la conducta de amontonarse. Los efectos de OXT fueron bloqueados por el tratamiento previo con SR49059 (3 mg / kg), mientras que los de la AVP fueron prevenidos por el antagonista SSR149415, que también actúa en los receptores AVP-1B (30 mg / kg, ip). La OXT no tuvo efecto sobre el agrupamiento de los grupos de cuatro ratas, mientras que la AVP aumentó esta conducta, bajo estas condiciones. Estos resultados sugieren una función, hasta ahora no reconocida de la oxitocina que es la de promover la afiliación social en situaciones de amenazas, es decir son ansiolítico ante eventos de amenaza social.

La farmacología de estos receptores en promisoria para el manejo del estrés social. Por un lado, la ansiedad social es promovida por la estimulación de los receptores, AVPR1A en roedores en la zona medial de la amígdala. El efecto opuesto se observa con la estimulación de los receptores AVPR-1B. Esto pone de interés, el usar antagonista de este receptor como el SSR149415 en pacientes con fobia social. No se puede descartar que también estén involucrados los receptores OXT en este efecto pues el SSR149415 también actúa sobre ellos.

Se conoce que uno de los estímulos para la liberación de estos péptidos de la neurohipófisis, son los estímulos ansiogénicos estresantes y de aspectos sociables (negativos y positivos). Una vez liberados regulan aspectos claves de las conductas vinculadas a la ansiedad y la confrontación de eventos estresantes, e intervienen en conductas relacionadas con la sociabilidad y empatía.

Existen receptores para estos dos neuropéptidos, OXTR y AVPR-1A / AVPR-1B, que están localizados en las regiones del sistema límbico, y amígdalas temporales, sitios que reciben inervación directa de la neurohipófisis por las colaterales de los axones de las neuronas localizado en los núcleos supra óptico y para ventriculares además de que ambas moléculas viajan por el torrente sanguíneo desde la eminencia media del hipotálamo.

Hay otros sitios en donde se produce oxitocina, además del hipotálamo posterior, esto son: el tracto gastrointestinal, el corazón, los testículos, el útero, la placenta, los riñones, páncreas, timo y tejido adiposo. Las contribuciones de esta llamada oxitocina periférica a los efectos conductuales de esta oxitocina se desconocen, porque la OXT periférica no cruza la barrera hematoencefálica. Por ejemplo la oxitocina central se libera de manera circadiana y con estímulos bien determinados, vinculados a la reproducción y conducta de maternidad. El coito, la succión del pezón, el trabajo de parto, y también con la interacción social. Mientras que la oxitocina periférica tiene funciones poco claras, por ejemplo en el intestino aumenta la peristalsis. Hay algunas evidencias de que la oxitocina periférica puede estar involucrada en conductas de apareamiento. Por ejemplo, en la bradicardia, vasodilatación cutánea, aumento de la capacidad del olfato, en la llamada sensación de "mariposas" del abdomen, cuando se está en presencia de un ser querido, en el orgasmo y eyaculación. Se le ha relacionado al depósito de grasa en caderas y muslos en las mujeres durante las etapas gestacionales.

La evidencia acumulada, demuestra el papel importante de la oxitocina (OTX) en la modulación de la cognición social y del comportamiento. Esto ha llevado a muchos a sugerir que la administración Intranasal de OTX puede beneficiar a los trastornos psiquiátricos caracterizados por la disfunción social, como la ansiedad social, los trastornos del espectro del autismo y la esquizofrenia. Sin embargo existe controversia con respecto a si la ruta Intranasal puede atravesar o no, la barrera hemato-encefálica, o cual seria el mecanismo mediante el cual, si se modifican los niveles de OXT en el liquido cefalorraquídeo.

La administración Intranasal (IN) es un método ampliamente utilizado para examinar el efecto de la oxitocina (OTX) en el comportamiento social y la cognición, en sujetos sanos, así como en las muestras de enfermos psiquiátricos. La OTX en humanos aumenta la confianza, la percepción emocional y el comportamiento empático y se continúa investigado como un tratamiento farmacológico potencial para mejorar el funcionamiento social en una variedad de trastornos neuropsiquiátricos, incluyendo la fobia social y los trastornos del espectro autista (TEA). Los primates no humanos (NHP) son un modelo importante para comprender el efecto de la OTX en la cognición social, sus mecanismos neuronales, y el desarrollo de una forma Intranasal de OXT como un tratamiento farmacológico para mejorar los déficits sociales en los seres humanos. Sin embargo, en NHP e incluso algunas poblaciones humanas, como los niños muy pequeños, no pueden seguir fácilmente el protocolo de autoadministración detallada utilizado en la mayoría de los estudios de OTX en humano. Por lo tanto, se evaluó la eficacia de varias rutas la administración de OTX, para elevar las concentraciones centrales en macacos Rhesus. Utilizando rutas IN, IV y en aerosol de OXT. Se observó que todas las rutas aumentan los niveles plasmáticos de OXT, aunque sólo la forma en aerosol nasal aumentó también los niveles en LCR. Se desconoce como se comporta la OXT periférica en relación con la central.

   Se ha propuesto que en la AS pueda existir una metilación del receptor OXTR y que esto explique los problemas en la cognición social. En un estudio, se analizaron a 110 pacientes sin medicarse y un número similar de voluntarios sanos. Los enfermos con AS se evaluaron mediante las escalas "Social phobia scale" y la escala de interacción social. Se midió también el cortisol salival durante la prueba de estrés social Trier (PEST) y la modificación de la amígdala mediante estímulos verbales, puntuación vincula a las tareas de exposición observando esto, en un equipo de resonancia magnética funcional. Los receptores metilados en pacientes con AS fueron evaluados por métodos de tipo genético, encontrando que estos pacientes tienen un fenotipo específico para AS, y se correlacionó con un aumento en la respuesta en la amígdala, con elevación de cortisol salival. Los autores de este estudio proponen que la metilación del receptor OXTR, pueda servir de marcador biológico y ser auxiliares en el diagnóstico de la AS. En otra publicación el neuropéptido OXT se evaluó en función de su efecto en una tarea de estrés social, en sujetos varones, en un estudio doble ciego, aleatorizado, controlado con placebo. Se estudiaron a 48 participantes quienes se auto administraron OXT en spray o placebo, antes de completar una tarea de discurso improvisado (la prueba de estrés social PEST), durante el tiempo de espera, se pidió a los sujetos que usaran el spray. Se midió la mirada mediante la grabación de un video. Después del discurso improvisado, los participantes completaron cuestionarios que evalúan las creencias cognitivas negativas sobre su desempeño en el habla de su presentación. Si bien no hubo un efecto general de la oxitocina en comparación con el placebo si hubo correlaciones positivas significativas entre los niveles de rasgo de ansiedad y autoevaluaciones negativas tras el discurso.

Los análisis exploratorios revelaron que, mientras más alto es la ansiedad como rasgo en las personas, esto se asoció con la percepción cada vez más pobres de rendimiento del discurso en el grupo placebo, esta relación no se observó en los participantes cuando se auto administraron oxitocina. Estos resultados proporcionan evidencia preliminar que sugiere que la oxitocina puede reducir las autoevaluaciones cognitivas negativas, en los sujetos varones ansiosos. Lo anterior se suma a un creciente cuerpo de evidencia de que la oxitocina parece atenuar las respuestas cognitivas negativas al estrés en las personas ansiosas.

Hay una interacción entre OXT y la vasopresina (arginina vasopresina – AVP). Los individuos de muchas especies aumentan su proximidad a otras personas en situaciones de agregación (defensiva) amenazante, y con esto logran aumentar sus posibilidades de supervivencia y reducir el impacto psicológico negativo de los factores de estrés. Sin embargo, la neurobiología básica de la agregación defensiva no se entiende bien. En un estudio preclínico con roedores, se examinó el papel de la OXT y la AVP, en esta respuesta. Los grupos de ratas fueron expuestas a una bola de pelo de gato (un estímulo de amenaza innata). Los efectos moduladores de OXT y AVP fueron examinados tanto aislados, como en combinación con fármacos antagonistas pertinentes. La conducta observada ante esta amenaza innata fue el agrupamiento de las ratas. El antagonista selectivo SR49059 de los receptores AVP-1A (3 mg / kg, ip) disminuyó la conducta de acoplamiento protector en grupo. Los efectos de OXT fueron bloqueados por el tratamiento previo con SR49059 (3 mg / kg), mientras que los de la AVP fueron prevenidos por el antagonista SSR149415, que también actúa en los receptores AVP-1B (30 mg / kg, ip). La OXT no tuvo efecto sobre el agrupamiento de los grupos de cuatro animales, mientras que la AVP aumentó esta conducta, bajo estas condiciones. Estos resultados sugieren una función, hasta ahora no reconocida de la oxitocina es la de promover la afiliación social en situaciones de amenazas, es decir son ansiolítico ante eventos de amenaza social. La farmacología de estos receptores en promisoria para el manejo del estrés social. Por un lado, la ansiedad social es promovida por la estimulación de los receptores, AVPR1A en roedores en la zona medial de la amígdala. El efecto opuesto se observa con la estimulación de los receptores AVPR-1B. Esto pone de interés, el usar antagonista de este receptor como el SSR149415 en pacientes con fobia social. No se puede descartar que también estén involucrados los receptores OXT en este efecto pues el SSR149415 también actúa sobre ellos .

En cuanto a la neuroanatomía de la ansiedad social esta área de estudio se ha comprobado que el funcionamiento dinámico del cerebro de las personas con ansiedad social en diferentes condiciones, en especial ante los paradigmas de exposición a rostros con y sin emociones. Las herramientas más empleadas son la resonancia magnética funcional y la tomografía por emisión de positrones. En un estudio en donde se incluyeron cuatro grupos: voluntarios sanos, pacientes con ansiedad social, pacientes con ataques de pánico, y pacientes con ataques de pánico y ansiedad social y se les expuso a cuatro tipo de rostros: enojo, temor, felicidad y cara neutral, los pacientes con pánico y fobia social más pánico, mostraron cambios significativos en un aumento de la re-actividad de la amígdala. Mientras que en otro estudio utilizando la tomografía por emisión de positrones, con voluntarios sanos y AS, el resultado fue que en el segundo grupo, la corteza prefrontal en general presenta una desactivación en pacientes con ansiedad social generalizada.

En otros estudios se ha descrito un aumento a la respuesta de caras neutras en la amígdala en pacientes con AS; mientras que en otro estudio se observó una activación significativa en los hemisferios del lado izquierdo en las zonas de la amígdala y el uncus, siendo mas significativas las caras de enojo en comparación de las caras felices. El grado de activación de la amígdala, en los diferentes estudios de imágenes cerebrales y la AS, se correlaciona de manera positiva con la severidad de los síntomas de la AS, evaluados por las diferentes escalas para severidad de la AS, y la activación es selectiva a la amígdala y sin embargo no al giro fusiforme, sitio encargado en el reconocimiento de rostros con una conexión bien conocida a la amígdala.

PRUEBA DE ESTRÉS SOCIAL DE TRIER (PEST).

Esta prueba tiene el siguiente procedimiento:
(a) se dan a la persona quince minutos de preparación.
(b) aplicación de la prueba, la cual consiste en cinco minutos de un discurso libre (el tema que ellos quieran desarrollar), tres minutos de operaciones aritméticas simples, y todo esto el frente de una audiencia de personas desconocidas o frente a una cámada de video. La variable a medir es el cortisol y ACTH en saliva. También se puede medir respuesta galvánica de la piel, tensión muscular, y salivación (se coloca algodón en un carrillo,

previamente pesado y se vuelve a pesar al final de la prueba).

Esta PEST, se le considera una evaluación de ejecución forzada. Ha sido evaluada con criterios tradicionales para eventos estresantes agudos, y hay una elevación de las hormonas del eje hipotálamo-hipófisis-suprarrenales, respuesta galvánica de la piel aumentada, sequedad de boca; y otros datos particulares de cada sujeto.

La PEST, debe de aplicarse con un periodo de reposo de 30 a 45 minutos después de cualquier otro evento, y no tener un efecto residual de alguna prueba previa. No hay variaciones circadianas reportadas para la prueba, que pueden ser atribuidas a una mayor cantidad de hormonas por la mañana en comparación con la tarde. Sin embargo si se aconseja, que sea siempre en un mismo horario. Una variante de esta prueba, en caso de no contar con suficiente "público", es la de simular una grabación de un programa de televisión. Esta prueba tiene la posibilidad de ser aplicada nuevamente cuando se considere que el tratamiento ha determinado.

Los hallazgos más consistentes en la PEST, es un aumento significativo en el cortisol de saliva de una mayor respuesta en hombres que mujeres. La típica respuesta en hombres es de 200 a 400% de incremento por arriba de la basal, mientras que mujeres es de 50 a 150%. Esta diferencia se sigue observando en pacientes a largo de la edades, sin que cambie la proporción entre hombres y mujeres.

Las sustancias que habitualmente modifican la prueba son la nicotina, cafeína, uso de alcohol y de suplementos dietéticos energéticos.

El tratamiento farmacológico de la ansiedad social se ha centrado en los inhibidores de recaptura de la serotonina (IRS) e inhibidores de recaptura de serotonina y norepinefrina (IRSN). Esto se ha reforzado por la alta comorbilidad entre esta alteración y la depresión mayor, que se ha reportado hasta de 65 % en forma conjunta con otras alteraciones por ansiedad y adicción a las sustancias, principalmente alcoholismo.

Las evidencias genéticas, aunque preliminares, posicionan algunos genes que estan involucrados con las catecolaminas, adenosina y la serotonina. En el caso de las catecolaminas con el gene que codifica para la enzima catecol-O-metil transferasa. En el caso de la adenosina, por la respuesta ansiogénica, ante retos con cafeina. El receptor a adenosina A_{2A}, es antagonizado por esta xantina y finalmente en el caso de la serotonina, se discuten dos mecanismos, el vinculado con el subtipo de receptores 5-HT2A y el que se relaciona al sistema de recaptura de serotonina (SERT).

El tratamiento de la fobia social con agonistas dopaminérgicos, del tipo del pergolide, anfetaminas, como único tratamiento o por abuso de sustancias, no ha dado buenos resultados.[50] Sin embargo en un estudio reciente se documentado un efecto benéfico del metilfenidato, en niños con comorbilidad del síndrome de atención deficiente y ansiedad social. Estos fueron niños de 10 a 18 años de edad, que recibieron el metilfenidato, como único tratamiento por un periodo de 12 semanas, con una mejoría significativa en las escalas de Liewobitz adaptada para niños.

No todos los pacientes responden adecuadamente al tratamiento con IRS y se han hecho algunas combinaciones, además de la psicoterapia cognitivo conductual. Existen estudios controlados con IRS y benzodiacepinas, que en terminos generales disminuye la ansiedad antisipatoria a la exposición de un evento determinado. Sin embargo a mucho clínicos no les atrae la idea del uso de las benzodiacepinas, por su potencial abuso.

Anecdóticamente, los pacientes con fobia social generalizada, a quienes se les da, por ejemplo ectitalopram, tienen una mejoría clínica, con dosis de 20 mg al día, y sin embargo no se cumple con las tareas asignadas en la psicoterapia cognitivo conductual, que consuste en exponerse de manera gradual a las situaciones que les producen ansiedad.

En un estudio reciente de nuestro grupo con el paradigma de la infusión nasal y la prueba de PEST se encotró lo siguiente:

El objetivo del presente estudio fue evaluar las propiedades de la oxitocina (OXT), una hormona producida en la neurohipófisis que se ha vinculado con conductas de empatía, maternales, con efectos ansiolíticos y de bienestar, en una muestra de estudiantes universitarios con el diagnóstico clínico de AS generalizada. El reto de OXT (12 UI) o solución salina nasal (Sterimar), se hizo antes de la prueba de estrés social Trier (PEST). En la prueba de PEST se pide al paciente que prepare una presentación de cinco minutos sobre un tema favorito, y luego de tres minutos sobre operaciones aritméticas o su enfermedad. Se les da un periodo de quince minutos para su preparación después de la infusión nasal. Una cámara de video filma las dos intervenciones. Los evaluadores ni el paciente conocen que tipo de infusión nasal se le da, esta se administra con una tabla de número aleatorios. Entre una infusión y otra hay por lo menos una semana de separación.

Una vez que se terminó el total de los videos, se revisaron sin saber el orden de las infusiones, y fueron calificados con criterios estipulados por lo evaluadores. Los códigos fueron abiertos para saber el orden de las infusiones de OXT o Salina.

Fueron evaluados un total de treinta pacientes con ansiedad social, dieciséis mujeres y catorce hombres. Los resultados ante el reto con oxitocina nasal muestran que veintiún pacientes respondieron favorablemente a la oxitocina en relación con la administración del placebo. (70 %) calificada por tres observadores con un índice de confiabilidad del 95 %. Si se hace una estratificación de respondedores y no respondedores a la oxitocina nasal, usando como punto de corte 60 puntos en la escala de Liebowitz, para cada una de las escala (a) Ansiedad y (b) Evitación, hay una distribución en la prueba de Chi Cuadrada con menos respuesta a oxitocina en cuanto a mayor calificación se tiene en la escala de Leibowitz. Fue mayor la respuesta en hombres que en mujeres, por tener los primeros menor severidad de AS en a escala de Leiwobitz.

La administración de OXT en pacientes con AS fue favorable sólo para aquellos cuya puntuación en la escala de Liebowitz era menor de sesenta puntos. Esto puede deberse a la dosis de OXT empleada en el estudio. Las dosis de cambio de flujo sanguíneo cerebral están en el rango de 24 UI a 45 UI y a la latencia del efecto que es de 30 a 70 minutos administrada por vía nasal.

ASPECTOS GENÉTICOS

Aunque hay pruebas de que la AS tiene una fuerte base familiar, existen pocos estudios de posibles genes candidatos. Además de una asociación genética, también existe la posibilidad, de que los factores de riesgo para los trastornos por AS, puedan ser transmitidos genéticamente. En este contexto, se estudiaron dos sistemas de neurotransmisión, el del papel de los genes que codifican para serotonina y dopamina.

Los resultados sugieren un posible papel para el polimorfismo T102C 5-HT2A en el desarrollo de la AS. Hasta la fecha, los resultados genéticos en AS han sido inconsistentes; sin embargo, variantes serotoninérgicas, y sus asociaciones con temperamentos (por ejemplo, la dependencia de la recompensa) merecen una exploración más profunda, con la esperanza de que los endofenotipos relevante para AS puede ser conocidos en última instancia.

El síndrome de Williams es una condición que en cierta medida, a nivel de conducta social, es la cara opuesta de la AS. Es esta una alteración neuro-genética que se conoce como hipersociabilidad. Un patrón complejo de baja ansiedad social. Hay un patrón de alteraciones en el cromosoma 7q.11.23. (20 a 25 genes), y se manifiesta con una frecuencia de 1 en 7000–20,000 personas. Este síndrome se presenta cuando no se tiene una copia de varios genes. Uno de los 25 genes ausentes es el que produce la elastina, una proteína que permite que los vasos sanguíneos y otros tejidos corporales se retraigan. Por ello, la falta de una copia de este gen provoca la piel elástica, articulaciones flexibles o el estrechamiento de los vasos sanguíneos que se observan en esta afección.

Este síndrome tiene una serie de alteraciones sistémicas: Estenosis aortica y pulmonar supra valvulares; alteraciones faciales; divertículos; alteraciones cognitivas en la percepción de los otros. Hay alteraciones severas en la construcción visuo-espacial; hipercalcemia; sensibilidad acústica, que los hace muy perceptivos a la música, a la vez que a un alto nivel de habilidades verbales. Las deficiencias cognitivas están ocultadas por la alta capacidad expresiva del lenguaje. Hay una elevada interacción social en los niveles de comunicación verbal y no verbal. Diminución al temor ante la aproximación de gente desconocida, y una conducta prosocial clara. El estudio y entendimiento de este síndrome ha mostrado que las bases genéticas de las conductas sociales pueden tener también un espectro que va desde las conductas de aislamiento y marginales a las prosociales. Sin embargo, también los niños con síndrome de Williams tienen alteraciones por ansiedad, pero estas pueden agruparse dentro de las categorías de "Ansiedad no social" (ver tabla 5).

Tabla 5

Enfermedad	Síndrome de Williams-Beuren
Etiología	Pérdida de parte del material genético en la banda 7q11.23. de uno de los dos cromosomas 7
Tipo de déficit	No hereditario
Déficit	-Elastina (proteína que da elasticidad a los vasos sanguíneos), -De los genes WSTF2 y el FKBP6,3 (responsables de la codificación de proteínas activas en el cerebro que podrían influir en el desarrollo y en las funciones del mismo).
Características demográficas	Afecta a uno de cada 20.000 nacimientos vivos, igualmente a hombres y mujeres
Clínica	-Desarrollo mental Presentan algún tipo de retraso mental leve - moderado -Conducta Deterioro significativo de la cognición viso

	espacial Comportamiento inusualmente alegre y tranquilo ante los desconocidos, unido a impredecibles arrebatos de mal humor o malestar. Empáticos Percepción espacial
Enfermedades asociadas	-Oftalmológicas: Estrabismo Hipermetropía Miopía. -Vasculares: Soplo cardiaco Estenosis de diversas índoles Estenosis aórtica supra valvular Estenosis aórtica Estenosis múltiple en arterias pulmonares periféricas Estenosis pulmonar Estenosis de la arteria renal Defecto septal ventricular (DSV) Defecto septal auricular (ADS)

	Hipertensión -<u>Renales</u> Incontinencia urinaria Enuresis Nefrocalcinosis hipercalcemia

EPIDEMIOLOGÍA GENÉTICA DE LA ANSIEDAD SOCIAL

Se ha ya mencionado que la ansiedad social se asocia a problemas del orden psicosocial y socioeconómico, que incluyen una salida temprana de la escuela, sobre tod en ciclos intermedios en donde a pesar de que aprueban los exámenes de admisión, se les dificulta la interacción social del diario. Una de mis pacientes Xi, al ingresar a la preparatoria, pensaba que todos sus compañeros ya se conocían desde la secundaria. Le resultaba muy difícil entablar una conversación por lo que decidió refugiarse en la biblioteca. Desde el momento que llegaba en la mañana, hasta su salida por la tarde, sin asistir al resto de asignaturas. Por supuesto al final del semestre Xi reprobó todas las asignaturas. Al asistir a mi consulta y entender parcialmente en que consistía su problema, se le pidió que acudiera sola a darse de baja temporal, para que una vez mejorada pudiera retomar los estudios. Muchas personas no lo hacen, y van reprobando exámenes de admisión que se convierten en un muro infranqueable.

La genética de la ansiedad social es importante desde varias perspectivas. Primero, las claras evidencias de su heredibilidad, en particular en las formas de ansiedad social generalizada. En segundo lugar, esta el hecho de que el inicio es a edades tempranas, con el 90 % de los casos a edades entre la primera y segunda décadas de la vida, esto hace posible el estudio del material genético sin problemas de clasificación de fenotipos. Tercero, la asociación con cierto patrón de factores heredados como la ansiedad de interacción social, todo lo cual es prometedor para entender el "linkage" a fenotipos que puedan estar cercanos a la ansiedad social.

ESTUDIOS DE GEMELOS SOBRE TIMIDES Y OTROS RASGOS DE ANSIEDAD SOCIAIL RELACIONADOS.

En estudios con gemelos se sabe que la ansiedad es un rasgo con alta penetrancia para ser heredado. En un estudio con lactantes y ansiedad social en donde se compararon 326 lactantes del mismo género (174 monocigotos y 152 dicigotos) , se encontró mayor correlación para monocigotos que para dicigotos.

En otro estudio en donde se examinó la relación entre la evaluación negativa, el miedo y una dimensión de personalidad de la ansiedad social . Se aplicó además la calificación de la escala "Fear of Negative Evaluation" (Brief-FNE) con una muestra de 437 sujetos (245 monocigotos y 192 dicigotos). La potencia para heredar un rasgo fue del 48

%. Este estudio muestra que es la dimensión cognitiva, es decir el miedo a ser evaluado negativamente lo que es moderadamente heredado.

En e caso del trastorno de personalidad evitativa, del grupo C de trastornos de la personalidad del DSM-IV, se detectó en el 1.8% de las muestras de la comunidad estudiada, y apareció como una forma alternativa de mayor severidad de ansiedad social. En los estudios de gemelos el miedo de ser evaluado negativamente se correlaciona genéticamente con los rasgos de personalidad evitativa.

La conducta de inhibición a lo no familiar se ha agrupado a los rasgos del llamado temperamento, que forma parte del "armazón" de la personalidad. En un estudio el 20 % de niños caucásicos la presentaban, en este caso, se mantenían quietos, casi inmóviles en situaciones poco familiares. En adultos, a los que se les clasifico con este rasgo de conducta de inhibición ante lo no familiar, muestran una hiperactividad de la amígdala temporal, la cual es responsable de detectar aspectos de la novedad, en estudios de resonancia magnética funcional.

Kendler y su grupo encuentran que la fobia social en una población de mujeres gemelas, evaluados dos veces con ocho años de diferencia, encuentran que el patrón de herencia fue de 51 %. Mientras que en una muestra de gemelos varones la herencia fue de 24 %. Estos dos estudios muestran una susceptibilidad para la heredibilidad de la fobia social, como la califico Kendler.

Por otra parte el grupo de Kendler encontraron una estrecha relación de heredibilidad entre fobia social y depresión mayor. Esto apunta a una sobre posición de genes entre ansiedad social y otras entidades como depresión mayor y otras formas de ansiedad,

En estudios con niños que no son gemelos, pero en donde se pudieron estudiar a sus madres. Se evaluaron 867 niños de cuatro años, y sus madres completaron una escala de timidez. Se detectaron 108 niños tímidos (12.5 %). También se estudiaron a 56 niños sin timidez, pero con alteraciones de conducta, 26 niños sin ninguna de estas alteraciones. Las madres de los niños con puntuaciones elevadas de timidez tuvieron calificaciones elevadas en varias formas de ansiedad, principalmente ansiedad social, en comparación con las madres de los otros dos grupos de niños.

Todos los estudios en donde se explora este comportamiento inhibitorio social en la infancia muestran cifras de 70 a 100 % para el desarrollo de ansiedad social. La pregunta obvia es ¿Se puede rehabilitar a estos niños y con esto obtener estrategias de compensación para lidiar con una vulnerabilidad genética de este tipo? El problema parece ser la detección. Los niños son serios y no causan problemas en la educación elemental, y si la madre es similar, tendremos un problema de filtrado selectivo.

AGREGACIÓN FAMILIAR EN ANSIEDAD SOCIAL

Un estudio con ansiedad social y depresión mayor en padres de niños con rechazo escolar por ansiedad. Probaron diferentes agregados entre niños con ansiedad por rechazo escolar en relación con la ansiedad de separación. Los investigadores evalúan a los padres y encuentran una prevalencia elevada de ataques de pánico (con y sin agorafobia). Los hijos además de tener rechazo a la escuela presentaban ansiedad social, fobias simples, ansiedad de separación, Los hijos de padres con ansiedad social, tienen una alta prevalencia de ansiedad social. Las cifras reportadas de un estudio son de 4.1%

La inhibición conductual puede representar un fenotipo intermedio entre pánico y alteraciones por ansiedad. En estos grupos alteraciones genéticas de los sistemas de serotonina, dopamina, y GABA, además de los péptidos oxitocina/vasopresina son áreas calientes de exploración en estructuras neuroanatómicas precisas, como son la amígdala, el giro fusiforme, el hipocampo, el área de asociación parieto-temporo-occipital y la corteza prefrontal. Estos conocimientos son vitales para la detección precoz y generar problemas de rehabilitación a nivel escolar y de educación media y superior.

ANSIEDA PARA ASISTIR A LA ESCUELA

La mayoría de los niños experimentan miedos con cierta frecuencia, aunque sean de intensidad leve y suelan remitir espontáneamente con el desarrollo. Sin embargo, una pequeña proporción de estos miedos se presentan con una intensidad elevada, continuando incluso en la edad adulta e interfiriendo en el funcionamiento diario del
niño y de su familia. Los miedos y la ansiedad escolar son definidos como un conjunto de síntomas agrupados en respuestas cognitivas, psicofisiológicas y motoras emitidas por un individuo ante situaciones escolares que son percibidas como amenazantes y/o peligrosas.
Los estudios epidemiológicos indican que la ansiedad escolar es relativamente frecuente y puede afectar hasta al 18% de los niños y adolescentes entre 3 y 14 años. En este sentido puede tener consecuencias negativas

en la infancia, la adolescencia y en la edad adulta. Por ejemplo, los niños y adolescentes con ansiedad escolar tienden a presentar bajo rendimiento académico, problemas de ansiedad aguda, aprensión, tensión o intranquilidad, así como depresión, desesperanza, tristeza, ambivalencia e hiperactividad y una autoimagen distorsionada. En un reciente estudio, Miller y LaRae (2008) analizaron la percepción de 252 psicólogos escolares norteamericanos sobre los trastornos internalizantes de los niños, entre ellos la ansiedad escolar. La mayoría de los psicólogos señalaron los autoinformes y las entrevistas como los métodos más adecuados para la evaluación de la ansiedad escolar, por delante de otros métodos (test de inteligencia, entrevistas a los padres y autoinformes de los mismos, técnicas proyectivas,
autoinformes de los profesores y entrevistas a los mismos y observación directa), considerando además que ellos son los más capacitados para realizar dicha evaluación. El conocimiento sobre la ansiedad escolar y los intentos de suicidio se señaló como el más importante por los psicólogos escolares, frente a otros trastornos como la anorexia, la bulimia, la ansiedad generalizada, la depresión mayor, el trastorno obsesivo-compulsivo o el estrés postraumático. Además, la mayoría de psicólogos escolares indicaron que necesitarían más entrenamiento para llevar a

cabo una evaluación adecuada de la ansiedad escolar, seguidos de aquellos que consideraban que estaban bien entrenados. Resulta, por tanto, de gran utilidad científica y educativa proporcionar una revisión de aquellos instrumentos que en la actualidad presentan propiedades psicométricas adecuadas para evaluar la ansiedad escolar, ya que el hecho de que los instrumentos presenten garantías psicométricas, tales como que miden aquello que pretenden medir (validez) y lo midan con precisión (fiabilidad), aspectos que resultan imprescindibles al llevar a cabo una evaluación en los ámbitos psicológico y educativo.

DIAGNÓSTICO DE ANSIEDAD SOCIAL EN LA INFANCIA

La mayoría de los seres humanos hemos tenido una sensación de malestar ante lo novedoso a nivel social, para la mayoría de las personas esto es transitorio. Limitado a ciertas circunstancias. Hay sin embargo un grupo para quienes esta condición adquiere el carácter de ser crónico. Según los manuales de clasificación de las enfermedades mentales de la Asociación Psiquiátrica Americana (APA), La ansiedad social está caracterizado por un miedo persistente para las situaciones sociales o la representación frente a un publico, en donde la persona se expone a una situación poco familiar, y en donde se somete al escrutinio de los demás".

El diagnóstico diferencial con otra serie de condiciones como autismo, hipo acucia, retraso mental límite, debe de estar presentes. La ansiedad en presencia de otros niños y/o profesores es el hecho característico de este problema (más con otros compañeros que con adultos).

No es fácil entonces hacer el diagnóstico de ansiedad social en el niño de educación elemental. Por ejemplo, el escapar de las situaciones que predicen pueden ser un evento que los someta a ridículo es uno de esos eventos. Ante la imposibilidad de evitar asistir a la escuela se desarrollan varias estrategias como el estar apegado en exceso a alguno de los padres, berrinches, pérdida de control de esfínteres, situación que aumenta el hostigamiento, congelamiento, tartamudeo o baja intensidad de la voz. Todo eso se observa cuando el niño no puede escapar a esas situaciones. Esto puede llevar a la auto devaluación. Y el temor a la evaluación negativa, se vuelve la regla. El temor a la evaluación negativa crea un condicionamiento negativo, que activa los sistemas de alerta extrema neurovegetativos, y los ataques de pánico por ansiedad social en la infancia son comunes.

Estas respuestas neurovegetativas de enrojecimiento, taquicardia, temblor en el cuero, sudoración, y voz alterada se vuelve la regla y la predicción que se cumple. La ansiedad social en la infancia tiene su clímax alrededor de los 11 años, en donde se manifiesta en la forma generalizada. La detección en esta edad se vuelve crucial, para el futuro académico y psicosocial del niño. Desafortunadamente pocas veces se hace, por falta de información de los profesores y de los mismos padres, Además el mismo niño con ansiedad social pocas veces entiende lo que le sucede. Los padres que llegan a detectar algo de timidez, se esfuerzan por incluirlos en grupos extraescolares, pero vuelve a ser la misma situación. El niño se repliega, y no puede entender porque para el resto de los niños es todo tan fácil, las platicas, las bromas, y para ellos es una nueva situación de terror. El niño no sabe lo que le sucede, y los adultos no lo entienden.

La ansiedad ante extraños de lactantes de 8 a 12 meses es normal. Lactantes después de esas edades que demuestran temor excesivo e incluso se niegan a ver nuevas caras se denominan conductas de inhibición. Son niños que exploran poco, prefieren permanecer cerca de su madre, pocas veces inician conversaciones o se ríen con otros niños. Aproximadamente el 15 % de los niños clasificados así evolucionan a ansiedad social en su etapa de adolescente.

La auto recolección de eventos por parte de niños y púberes ha resultado ser de gran utilidad a manera de bitácora de eventos de significado emotivo. Anotan hora, sitio, evento y como se sintieron con lo sucedido. Esto va dando estrategias de acercamiento a la problemática de cada caso. Hay una serie de escalas específicas: The Revised Childre`s Manifested Anxiety Scale (TCMAS); State-Trait Abxiety Inventory for Children-Revisited (STAI-C); Fear Survey Scale

DETECCIÓN OPORTUNA Y REHABILITACIÓN EN LA INFANCIA

Información al profesor o tutor. Son niños que se sientan en la parte trasera del saó. Que no levantan la mano ante preguntas abiertas, que no se ofrecen como voluntarios para pasar al pizarrón, y que además de manera contrastante tienen buenas calificaciones en sus exámenes escritos y malas en los exámenes orales o presentación frente al grupo. No tienen amigos y se les ve aislados, no salen al recreo o su salen están en un sitio retirado. Estos niños/jóvenes no deben de ser reprimidos ni calificados negativamente. La aplicación de alguna de las escalas que se anexan puede darnos una idea de su problemática de ansiedad social.
Formación de grupos extra-clases de niños con problemas de socialización o fobia social. Enseñarles habilidades sociales a través de representación de pequeñas obras de teatro. Puede ser teatro guiñol, en donde ellos no se ven pero si se permite la expresión de sus emociones.
Terapia cognitivo conductual en donde se les enseña a poder confrontarse en situaciones

que evitan. Esto se puede hacer por parejas, con dos niños que tengan el mismo problema de ansiedad, o con uno que lo tenga y otro que no tenga tanta evitación. La idea es repetir la exposición, hasta que el niño se de cuenta que no era para tanto.

En casos de ansiedad social severa se puede medicar al niño con escitalopram en dosis de 10 mg, bajo aviso a sus padres y con un seguimiento semanal del psicólogo de la escuela.

El trabajo en casa es igual de importante que el de la escuela. En el ámbito familiar, habrá que detectar sí alguno de los progenitores tiene ansiedad social también, lo cual es la regla. Este hecho hace, que en la familia se vea como "normal" la poca sociabilidad de los niños, sin embargo, si se les explica el grado de sufrimiento que tienen sus hijos en la escuela, esto les llevará a evocar situaciones por las que ellos mismos pasaron.

Este tipo de propuesta de detección oportuna y rehabilitación es un programa de mejoría de calidad de vida de niños y adolescentes que implica un equipo de trabajo de maestros, padres, alumnos y el personal de salud mental.

DIAGNÓSTICOS DIFERENCIALES

La ansiedad escolar y el rechazo a la misma.

El niño manifiesta temor a ser separado de los padres o el ser ridiculizado por sus compañeros por esta conducta, esto se parece en si a la ansiedad social. Lo anterior se puede complicar si coexiste atención deficiente e hiperactividad. La principal diferencia es no tener amigos de su misma edad y rehuir incluso a estar con otros niños fuera de clases. El reporte de los padres es vital, no es que sea un niño serio, es que no puede socializar ni siquiera con primos incluso con hermanos.

La ansiedad de separación.

La preocupación principal es la preocupación excesiva por el abandono. Se presenta al dejar al niño en la escuela, con llanto o rabietas y a la hora de la salida están esperando con ansiedad por el progenitor. Esto puede conllevar manifestaciones somáticas como dermatitis, dolor abdominal, pérdida de control de esfínteres, cefalea, y dolores musculares itinerantes. Estos niños no pueden quedarse en casa de amigos o familiares, pues se repite el mismo escenario, mientras que los que tienen ansiedad social si pueden dormir fuera de casa.

Ansiedad Generalizada

En este caso el niño muestra síntomas somáticos en muchas situaciones, no solo en la escuela o casa, y o tienen que ver particularmente con la interacción social. Sin embargo la comorbilidad entre ansiedades como la ansiedad social y ansiedad generalizada es hasta del 50 % por lo que es complicado hacer en ocasiones un diagnóstico diferencia.

Depresión Mayor

En este caso en particular, a pesar de la comorbilidad del 18 %, si hay parámetros para diferenciarlos. La fatiga, irritabilidad, desgano para actividades que antes disfrutaban se ven totalmente ausentes. A eso se añade problemas para concentrarse y pérdida de interés en sus pasatiempos habituales. Hay baja de apetito, de peso y el aislamiento es diferente pues se quieren mantener mas tiempo en cama. La depresión en la infancia es mas frecuente cuando existen familiares de primer grado que la padecen. Es importante la historia familiar del problema sea recabada, no solo de depresión mayor, sino también de trastorno bipolar.

El trastorno por atención deficiente (TDA)

Este suele ser "la bolsa diagnóstica", en donde se agrupan todas las condiciones que se salen del esquema tradicional de un escolar. El problema central en estos niños es su incapacidad para mantener la atención. Es posible que se desarrolle un tipo de ansiedad social compensadora por la marginalidad de estos niños, que no siguen instrucciones y en la forma de hiperactividad tienen mayor prevalencia de accidentes. Los niños con TDA tienen calificaciones muy bajas, lo cual no ocurre con los que tienen ansiedad social. Los primeros no lleva apuntes, no se concentran en lecturas, y son un foco de disrupción de la clase, mientras que los niños con ansiedad social tratan de pasar desapercibidos.

TRATAMIENTO FARMACOLÓGICO DE LA ANSIEDAD SOCIAL

Por mucho tiempo se pensó que era un problema de personalidad, y por lo tanto solo se manejaba la psicoterapia. Fue hasta la década de los años ochenta del pasado siglo, que la inclusión en el DSM-III, motivó los primeros ensayos clínicos con fármacos. También existió preocupación de que la terapia farmacológica entorpeciera la terapia cognitivo conductual, sin embargo hoy en día se sabe que son complementos útiles.

Los medicamentos modifican el estado de ansiedad anticipatoria ante los eventos que se evitan y esto dará como resultado que las tareas y trabajo dentro del esquema cognitivo conductual sea mas eficiente. Ña indicación de tratamiento se da para aquellos pacientes que llenan los criterios diagnósticos del DSM-5 para esta condición. El tratamiento debe de planearse de acuerdo con la severidad de la enfermedad, las comorbilidades psiquiátricas, otras enfermedades medicas, complicaciones como intentos suicidas o la ideación activa al momento de la consulta. Finamente la historia de tratamientos previos y os resultados finales.

Se debe de explicar al paciente el porque de la opción de psicofármacos, los efectos secundarios esperados, y de que manera el medicamento va a ayudar a que se pueda enfrentar a las condiciones que evitaba antes. La consulta en Internet debe de ser favorecida, con la condición de que se pregunte sobre lo que le preocupa.

Inhibidores selectivos de la serotonina (ISRS)

Existen numerosos estudios controlados que apuntan a estos medicamentos como la principal opción de tratamiento. El efecto ansiolítico se puede iniciar con una latencia de 2 a 6 semanas. Para evitar una sobre estimulación las dosis deben de darse en la mañana y podemos iniciar una semana con la mitad de la dosis recomendada para crear tolerancia a efectos secundarios. Los ISRS con mayor número de estudios controlados son. Escitalopram, Fluvoxamina, Paroxetina, y Sertralina. Fluoxertina no se separó de los grupos placebo en algunos estudios.
Las dosis de inicio son el 50 % de la dosis terapéutica, por la relativa sensibilidad o excesiva preocupación en los pacientes. No hay estudios de dosis fijas, Escitalopram la dosis terapéutica esta entre 10 y 20 mg; mientras que paroxetina las dosis de 20 a 40 mg son las mas eficaces,

Los efectos secundarios de inicio como agitación, temblor, se pueden confundir con síntomas de ansiedad, se debe de avisar el paciente, que estos son el resultado de la activación periférica de la serotonina y norepinefrina. Todos los ISRS producen a la larga disfunción eréctil hay que avisar y saber manejar el problema con días sin tomar el medicamento. La descontinuación es un problema con la paroxetina, al final con la dosis mas baja de esta, se puede usar fluoxetina genérica, 10 mg, que amortigua la supresión de la paroxetina.

Inhibidores de la recaptura de la serotonina y norepinefrina

El mas estudiado en estudios doble ciego controlados es la venlafaxina, con un efecto anti ansiolítico entre 2 a 4 semanas. En estudios contra placebo, venlafaxina fue superior al placebo y contra paroxetina, ligeramente superior pero no significativo. Las dosis iniciales son de 37.5 mg por la mañana y pueden irse escalando según respuesta clínica hasta 150 mg al día. Hay que recordar que venlafaxina tiene un patrón de respuesta lineal. Una vez alcanzada la remisión de síntomas es de suma utilidad. Lo problemas de descontinuación, son menos severos que con paroxetina. Está contraindicada en diabetes, epilepsia e hipertensión no controladas. En el hipertiroidismo deberá de ser tratada con precaución.

Benzodiacepinas y compuestos GABAergicos

Se han hecho pocos estudios controlados, sin embargo la remisión de crisis de ansiedad o pánico en personas con ansiedad social es su principal indicación. El hecho de que el efecto sea inmediato, pero al mismo tiempo de vida media corta, los hace medicamentos sintomáticos para ser administrados de manera simultánea con los ISRS o ISRNS.
El clonacepam al principio de manera regular a razón de 0.5 mg cada 12 horas, y una vez consolidado el efecto antidepresivo, usarse en gotas en situaciones criticas de exposición, El hecho de que el paciente tenga conciencia de que el beneficio es el equivalente a una analgésico en una cefalea por hipertensión arterial, pero que no le baja los niveles tensionales, Es importante mencionar, que es el antidepresivo ISRS o ISRNS los que bajaran su vulnerabilidad para la ansiedad social, y que la benzodiacepina es sintomática-
La Pregabalina que actúa en una unidad extra sináptica del receptor GABA ha mostrado resultados significativos benéficos en estudios controlados contra placebo.

La duración de los tratamientos de ser eficaces abarca uno a dos años. La manera como se evalúa la eficacia de estos tratamientos es por las tareas de exposición a la que se deben de someterse. El paciente debe de generar una lista de situaciones que evita en su vida cotidiana, por simples que estas parezcan, y darles una calificación en una escala análoga visual de 0 al 10, en donde diez es lo máximo de miedo o de ansiedad que me ocasionaría hacer esa tarea. Se le pide que llegue con la lista al inicio del tratamiento, y que vaya monitorizando los avances y retrocesos- En este último punto, que fue lo que le impidió hacer sus tareas. Se puede desglosar o fragmentar un evento en particular. Por ejemplo, asistir a una cafetería.
Día 1   Llegar a la puerta
Día 2   Ingresar y buscar a una persona imaginaria
Día 3   Sentarse en la mesa y pedr algo sencillo
Día 4   Comer en ese sitio

Por supuesto que los días no deben de ser subsecuentes, y en cada ocasión se debe de preguntar: "¿que tanta ansiedad estoy teniendo?" Si es mayor a siete en la escala análoga visual imaginaria, tratar de bajarla con ejercicios de respiración, bloquear las ideas intrusivas de que se va a fallar o hacer el ridículo.

EXPOSICIÓN GRADUADA EN ANSIEDAD SOCIAL.

LA CLAVE ES EXPONERSE A LAS SITUACIONES QUE EVITAS COMO CAUSANTES DE ANSIEDAD

Cuando una persona presenta un estado de ansiedad en alguna situación determinada, entonces piensa que si se expone a la misma situación, volverán a presentar los ataques de ansiedad. Por ejemplo, si presentó un estado de ansiedad social en el interior de un cine, esta persona evitará nuevamente el asistir al cine o a espacios cerrados. El paciente anticipa su ansiedad cuando sabe que se va a presentar alguna situación que implique el repetir aquello que le provocó el estar en ridículo.

Cada vez que una persona, escapa de la situación que ella piensa le originó el sentirse ansiosa, siente un alivio, pero se origina la ansiedad anticipadora, con lo cual se refuerza la conducta de escapar de las situaciones amenazantes. ¿Cómo se puede manejar esta situación? Si el temor a situaciones determinadas, se refuerza al abandonar el lugar o situación que las provoca, entonces cabría la posibilidad de que, si permanecemos mas tiempo, en teoría, llegará un momento en que la ansiedad disminuirá, en un lapso de 30 a 60 minutos, y de esta forma no reforzaremos la conducta de huida.

Entonces el mejor remedio es estar en la situación que nos ha despertado ansiedad, es practicar los ejercicios de relajación isométrica, y de respiración, y los ejercicios de regulación del flujo de pensamiento. Las siguientes pueden ser indicaciones prácticas para manejar el estado de ansiedad anticipatoria a la exposición a un evento que se piensa puede hacernos quedar en ridículo:

Hacer una lista de las situaciones en las cuales es probable que Usted tenga un estado de evitación por ansiedad social.

Hacer un orden de jerarquía, desde las situaciones que no le agradan y que evita, hasta aquellas en que aun cuando no le agradan no las evita.

Tratar de exponerse a esas situaciones, cuando no tiene ansiedad social y permanecer lo mas posible dentro de ellas, por un lapso mas largo cada vez.

Al principio la situación puede generar ansiedad, pero esta va ir cediendo en la medida que uno repite la exposición y se da cuenta que no es la situación que genera la ansiedad social y que es usted quien reacciona en exceso, sin poder evitarlo (es automático)

Pueden existir algunos eventos que se tienden a evitar, aun cuando la persona no haya presentado ansiedad social, mediante un proceso psicológico, llamado de generalización.- Por ejemplo, si se presenta una crisis de ansiedad social frente a un grupo de gente en el trabajo,, nos dará miedo grupo nuevo de personas en cualquier circunstancia. Una vez que la situación de miedo se establece, los individuos con ansiedad social tenderán a evitar esa situaciones. La evitación puede ser tan intensa que la persona que la padece no entrará o no se presentará nuevamente a un estímulo de esa naturaleza. Esto es similar a una persona que una vez fue asustada por un perro en una calle "X" y que no vuelve a pasar por la calle, aun cuando ni siquiera sabe si el perro sigue viviendo en esa casa.

Elabore una estrategia para vencer a la fobia social.

Se puede realizar un listado, en el cual se expongan metas concretas, por ejemplo, si es una persona con miedo a salir sola de casa, algunas metas cortas que se pueden planear son las siguientes:

"Voy a viajar en el tren de terminal a terminal, ida y vuelta"
"Voy ha hacer mi despensa en el mercado sola"
"Voy a ir al cine y ver la película completa"

Una vez que ya tiene las metas generales, estas pueden subdividirse en metas mas pequeñas, que son mas fáciles de conseguir:

"Voy a entrar en el metro y me voy a salir"
"Voy a viajar entre dos estaciones del metro"
"Voy a viajar mas de dos estaciones del metro en hora pico"
"Voy a viajar 5 estaciones del metro ida y vuelta"
"Voy a viajar en una dirección de ida"
"Voy a viajar de ida y vuelta"

El número de pasos en que se descompone una meta en particular, va a variar, dependiendo de la dificultad que tenga cada persona para completar la meta correspondiente . Pueden hacerse las modificaciones que se quieran, siempre y cuando estas lleven a la meta final que el paciente se ha fijado.

Conviene llevar un registro, en un diario de sus avances, como por ejemplo:

META: "Subirme al metro y viajar de termina a terminal sola"

Pasos intermedios:

1._____
2._____

_____

_____

_____

Implementación del programa:

Este segura que todos los días ejecute una actividad encaminada a mejorar la ansiedad social.
El evitar sitios o situaciones que puedan agravar mas su enfermedad de ansiedad social, si aún no está preparado.
Confronte las situaciones que activan su ansiedad social, esas en donde estas son frecuentes, de manera regular, hasta que venza sus miedos. La "regla de oro" es: ENTRE MAS MIEDO LE GENERE UNA SITUACIÓN, MAS TENDRÁ QUE ESTABLECER ESTRATEGIAS PARA CONFRONTARLA.
Si tiene varios sitios o situaciones que le producen ansiedad social, trabaje las

situaciones simultáneamente, no espere ha terminar con cada una, ya que esto puede ser una labor que involucre mucho tiempo.
Evaluar sus avances en un diario.

Etapas del traba personal con las situaciones que generan los ataques de pánico:

Utilice los ejercicios de respiración y de relajación isométrica, obtenga un estado de calma, antes de iniciarse el trabajo de exposición frente a las circunstancias y lugares que le producen pánico.
Mentalmente recree la situación que va a enfrentar y cree una historia en su mente, en donde a Usted le va bien y sale con éxito de una situación, que evita, como por ejemplo hablar en clase, o exponer en un congreso.
Ejecute sus actividades, relativas a romper con la ansiedad social, de una manera lenta y relajada. Esto le dará tiempo de detener sus pensamientos ansiosos.
Evalúe su frecuencia respiratoria al iniciar las exposición al evento, o lugar que se quiere desensibilizarse, después evalúe cada 10 minutos.
Cuando la circunstancia lo permita, detenga sus actividades en el momento que se sienta ansiosa. Busque un lugar en donde sentarse y relajarse, hasta que pase la ansiedad.

No abandone la situación hasta que sus niveles de ansiedad hayan regresado a sus niveles basales.
Trate de afrontar la situación a la que se expone, el mas tiempo posible.
Felicítese ante cada logro. Puede establecer un premio a cada logro mayor.

Exposiciones mediante la imaginación.

En algunas ocasiones será difícil estar en alguna situación que generó ansiedad social, por su poca accesibilidad o por la lejanía que tenga, entonces se puede emplear a la imaginación. Recuerde que Usted se debe de imaginar las escenas en donde resulta muy competente, aun cuando, en el pasado resultó que no era muy competente en esa situación, ahora véase con éxito. Imagínese una situación específica en cada ocasión, cuéntese una historia mentalmente en donde Usted es el personaje central, que sale bien librado, de las situaciones que lo angustiaron. Puede escribir un guión o una historieta con diálogos:
Como paso realmente el evento.
Como hubiera pasado idealmente.
Que medidas llevó a cabo para que fueran exitosas.

TÉCNICA DE RELAJACIÓN ISOMÉTRICA

Estas técnicas se deben de practicar bajo las siguientes condiciones:

Selecciona un momento para practicarlas, en el que no seas molestado.
Practicar en un lugar cómodo y en una superficie confortable (cama, sofá, alfombra).
No debes de tomar bebidas alcohólicas o fumar dos a tres horas antes de efectuar estas prácticas.
Son 11 ejercicios de relajación muscular isométrica, en donde vas a apretar suavemente cada grupo muscular. Mientras aprietas suavemente alguno de los grupos musculares, mantén relajado el resto de tus músculos. Sostener la tensión por 15 segundos y luego relajar 30 segundos.

Preparación.

Una vez que tienes una posición cómoda, cierra tus ojos, y comienza con ejercicios de respiración. Deja que tu respiración sea regular y completa, concéntrate en el ritmo de tu respiración. Mete aire (inhalando), contando del 1 al 4, sostén el aire cuatro segundos y expulsa el aire lentamente, al mismo tiempo que mentalmente te dices la palabra "CALMA". Repite esto durantes 10 veces, y al finalizar estas ya listo(a) pera realizar tus ejercicios de relajación.

Apretar las manos.

Enfoca tu atención a tu mano derecha. Mientras mantienes el resto de tu cuerpo relajado, Aprieta suavemente la mano derecha, haciendo un puño, sostén el puño 15 segundos. Relaja la mano derecha, hasta que sientas como se abre esta lentamente. Repite esta operación una vez mas con la misma mano derecha. Luego pasa a la mano izquierda y realiza la operación dos veces.

Apretar brazos.

Ahora enfoca tu atención hacia tu brazo derecho, siente que esta flojo y que casi flota. Dobla el brazo derecho en la dirección del hombro del mismo lado, aprieta el brazo contra el antebrazo, haciendo cierta tensión. Esto debe de durar 15 segundos. Luego suéltalo. Deja que tu brazo se desdoble cayendo lentamente y nota como se siente ligero, como si flotara. Repite la operación una vez mas y luego con el brazo izquierdo realiza el ejercicio dos veces mas. Ahora aprieta ambos brazos contra tus lados, como si tu cuerpo fuera una esponja, por 15 segundos sostén la contracción. Luego relájate gradualmente por 30 segundos. Repite esta operación una vez mas.

Apretar la espalda.

Aprieta los músculos de la espalda de la manera que quieras, una puede ser arqueando la espalda y sacando el abdomen. Otra forma puede ser haciendo un arco, o doblarte hacia un lado u otro. También es posible que te apoyes de manera firma contra el respaldo de la silla. Todo lo anterior por un tiempo de 15 segundos, después relájate gradualmente por un tiempo de 30 segundos. Repite este ejercicio dos veces.

Apretar la parte trasera del cuello.

Dirige la tensión hacia tu cuello, hecha la cabeza hacia atrás, deja que la tensión crezca. Aprieta muy suave pero no de manera completa. Esto debe de durar 15 segundos después relaja tu cuello y hombros por 30 segundos. Repite el evento una vez mas

Apretar los músculos de la cara

Has una mueca al apretar los músculos de la cara en un conjunto, piensa que aprietas la boca, los ojos y la frente, mantén esta contracción suave por 15 segundo y luego suelta lentamente por 30 segundos, repítelo una vez mas.

Apretar piernas una contra otra

Aprieta las piernas, primero una contra la otra, en su parte media, como si quisieras cerrarlas fuertemente, sostén la contracción por 15 segundos, y luego relaja gradualmente por 30 segundos, repítelo una vez mas. Luego coloca una pierna enzima de la otra, y trata de levantar la que esta abajo y que la que esta arriba no lo permita, trata de hacer esto por 15 segundos, luego relájate por 30 segundo y repítelo una vez mas.

Relajación de todo el cuerpo

Ahora que todo tu cuerpo esta relajado, tienes que mantenerlo así por el tiempo que consideres necesario. Es importante que te mantengas haciendo ejercicios de respiración rítmica como se muestran en la figura inferior. Siente como si tu cuerpo flotara en el aire o que está muy liviano.

Puede utilizar este tipo de ejercicio cada que realice algún tipo de tarea de imaginación, en donde tenga que enfrentarse a situaciones que le desarrollan sentimientos negativos. Practique los ejercicios de relación por lo menos tres veces al día.

TÉCNICA DE RESPIRACIÓN

Detenga el aire después de una inspiración profunda por 10 segundos (no tome una inhalación muy profunda)
Al terminar de contar 10, exhalé lentamente al mismo tiempo que dice la palabra: "Calma"
Repita el ciclo con este patrón: cuatro segundos de inhalar, cuatro segundos de retener el aire, cuatro segundos de exhalar, y cuatro segundos de intervalo entre el siguiente ciclo. A esto se le llama hacer cuadrados de cuatro segundos.

TÉCNICAS DE PARO DE PENSAMIENTO

Este es un tipo de técnica que es útil en el manejo de pensamientos ansiosos con respecto a una situación que va a enfrentar y que puede ponerle en ridículo. La maniobra más sencilla y útil es la de decir ALTO cada que un pensamiento que se quiere controlar irrumpe en la conciencia. Las explicaciones del porque es útil son: (1) La orden "ALTO", tiene una función de castigo, y las cosas que se castigan, eventualmente llevan a la extinción; (2) La orden ALTO, actúa como distractor; (3) El pensamiento de detener una acción es asertivo, y puede ser seguido de una forma de sustitución de pensamiento.

La otra forma de paro de pensamiento es la que se conoce como "Técnica de desensibilización mediante movimientos oculares" (TEDMMO) o más sensillamente técnica de movimientos oculares. Esta técnica fue descubierta y desarrollada por Francine Shapiro, quien descubrió que si una persona tiene una serie de imágenes dolorosas, que trata de cancelar, o extinguir, mediante esta técnica, cuando se está recordando o teniendo pensamientos desagradables, al mover los ojos de un lado a otro, por ejemplo de un rincón de la casa al otro. Así el evento inductor de estrés tiende a desaparecer o hacerse inocuo.

Algunas de las situaciones en donde se ha empleado con eficacia este tipo de técnicas son; hipocondriasis, pensamientos obsesivos, fobias, impulsos que llevan a un estado crónico de falta de adecuación.

INSTRUCCIONES PARA LA TÉCNICA DE PARO DE PENSAMIENTO

Desarrolle un listado de sus pensamientos angustiantes con contenido social. En un cuaderno trata de formularte las siguientes preguntas ante cada uno de los pensamiento: ¿Es el pensamiento angustiante? ¿Se puede debatir ese pensamiento? ¿Ese pensamiento es difícil de controlar? ¿Es un pensamiento que interfiere con mis actividades o mi concentración? Si has contestado que sí a la mayoría de las preguntas, la técnica de paro del pensamiento te será de utilidad.
Imaginación de pensamientos estresantes. Cierra los ojos y trata de imaginarte una situación en la cual el pensamiento que quieres controlar, es seguro que surja. TRATA DE PENSAR EN EL ESTIMULO QUE ACTIVA EL PENSAMIENTO ANSIOSO O DISTORSIÓN COGNITIVA, PERO AL MISMO TIEMPO OTRO EN PARALELO, QUE TE SIRVA DE DISTRACTOR.

Interrupción de pensamiento. Hay que utilizar, de manera inicial, las técnicas que tengan una función de sobresalto. Por ejemplo utiliza un reloj de cocina, una alarma de reloj común, y échalo andar, con una duración de 3 minutos, luego induce un estado en el que se aparecen los pensamientos estresantes, con los ojos cerrados, en la medida que suene la alarma, detener el pensamiento estresante-

Paro de pensamiento sin ayuda. Tienes que decir ALTO (gritando), y golpearte levemente con una liga que traigas atada en la muñeca de la mano izquierda (derecha si se es zurdo), el golpe debe de ser más bien simbólico y la idea es la de buscar la asociación entre pensamiento estresante, alto, produce dolor. En la medida que vas dominando la irrupción del pensamiento estresante, puedes prescindir de la voz alta y con el tiempo de la liga. Basta que en silencio tú digas ALTO, para que no ingrese el pensamiento al nivel de angustia.

Sustitución del pensamiento. Una vez que el pensamiento estresante ha sido desalojado, el siguiente paso, es sustituirlo por un pensamiento agradable o asertivo. Por ejemplo, una persona que se angustiaba por subir en elevador 12 pisos, y tenía que trepar por la escaleras, puede ahora detener el pensamiento que lo hace subir de claustrofobia y utilizar un pensamiento asertivo: "No me sucede nada en el elevador, puedo tener más serios problemas médicos si subo todos los días 12 pisos que en el elevador.

Se pueden ir escogiendo diversos pensamientos, iniciando por los menos difíciles de controlar e ir escalando a los más difíciles. Si estas en un lugar público, puedes sólo usar la liga, o dar un golpe con tu palma de la mano en los muslos, sin necesidad de emitir el vocablo ALTO (solo decirlo mentalmente).

INSTRUCCIONES PARA LA TÉCNICA DE MOVIMIENTO DE OJOS

Identifica un pensamiento estresante, mediante la imaginación de situaciones en las que iniciaron o donde surgen con facilidad.
Califica tu nivel de ansiedad. En una escala imaginaria del 0 al 10, en donde 0 es estar muy bien y 10 es estar en un estado de terror, trata de estimar en que nivel de ansiedad te encuentra cuando haces el ejercicio de imaginación del evento que desencadena los pensamientos estresantes. Si el nivel de ansiedad es mayor a 6, con manifestaciones como palpitación acelerada de tú corazón, o sudoración de manos, trata de efectuar primero los ejercicios de relajación y respiración por 10 minutos y luego vuelve a imaginarte la situación que activa a los pensamientos estresantes, califica estos y si

es menos de 6 entonces pasa a la siguiente etapa

Movimiento de los ojos Con la cabeza en posición fija,.mieve tus ojos a dos puntos equidistantes, de derecha a izquierda, por ejemplo dos esquinas de una mesa. Cuando muevas los ojos, trata de dejar de pensar en el pensamiento que te genera angustia.

Al finalizar de mover tus ojos de 20 a 30 veces, trata de volver a calificar tu nivel de ansiedad. Esta debe de ser menos de 4, cuando evocas la situación que desencadenó el pensamiento estresante.

Estos ejercicios se deben de hacer en un principio tres veces al día y en las situaciones en las que se presenten los pensamientos estresantes.

CONTROL DE PREOCUPACIONES

Esta es un área muy importante para la atención de los pacientes con ansiedad y depresión. El preocuparse es algo común del ser humano, al ser animales con capacidad de planeación al futuro, esta capacidad deviene en ansiedad, si se ponen en extremos como son: estar crónicamente ansioso, por predicciones que esperan para el futuro; hacer menciones negativas respecto el futuro. Si se está sobre estimando la posibilidad de que le vaya mal todo el tiempo; si se percata de lo que sucede y exagera las consecuencias de estos eventos en el futuro.
Distinguir las preocupaciones positivas de las negativas. Contrario a lo quie se puede pensar, no todas las preocupaciones son negativas, algunos tipos de preocupación son positivas.
Transformar las preocupaciones negativas en una estrategia para resolver problemas.
Inicia escribiendo, de la manera más descriptiva posible, una situación que te preocupe, enfatizando sobre la causa de tu preocupación. Por ejemplo: Voy a ir a buscar trabajo, quiero que el puesto que obtenga, no sea por debajo de los que he desempeñado previamente, a mis 35 años estoy a la mitad del camino.

Hacer un lista de lo que se conoce como "Lluvia de ideas":
- Obtener cartas de recomendación de empleos previos.
- Mostrar los proyectos y logros obtenidos.
- Llevar por escrito ya, una serie de ideas para compañías específicas a donde voy a incursionar.
- Conocer lo que cada compañía que me interesa produce, como son sus estrategias de venta.

- Evaluar cual de las ideas que obtuviste son factible y cuales no. Cuales son difíciles de implementar, Si es posible hacer una estratificación de las ideas de las más factibles a las menos factibles.

- Establece una ruta critica de las actividades que vas a realizar para resolver los puntos que has trazado, esta ruta critica puede estar diseñada por metas, de las más accesibles a las más difíciles, o por una serie de pasos concatenados, en donde uno sigue al otro, o es consecuencia de que el previo se haya resuelto. Si se pueden combinar ambas estrategias para la ruta crítica mejor.

- Evalúa los avances que vas teniendo, es decir que logras y las dificultades u obstáculos para no lograr cosas.

- En tu lista de cosas a realizar, califica la más difícil. Realiza un acuerdo o contrato contigo mismo para realizar esa actividad y proponte un tiempo para lograrla.

MANEJO DE LAS PREOCUPACIONES PARA ENFRENTAR LA SITUACIONES QUE TE GENERAN ANSIEDAD SOCIAL .

Efectúa algún tipo de práctica de relajación o meditación con respiración regulada, por lo menos dos veces al día, y más si es necesario, con esto regularás los aspectos vegetativos (viscerales) de tú ansiedad.

Evaluación adecuada del riesgo. Como se dijo previamente, preocuparse no siempre es malo, por lo tanto debemos de buscar el estilo para evaluar el riesgo para preocuparnos, que se conecta con la evaluación del riesgo por lo que nos vamos a preocupar. La mayoría de las preocupaciones se visualizan en el espectro catastrófico, solo recuerda que muchas veces has sobrevivido y crecido después de una crisis. A continuación se muestra una hoja de actividades de quien se preocupa en exceso:

HOJA DE EVALUACIÓN DEL RIESGO ANTE UN EVENTO DESENCADENADOR DE ANSIEDAD SOCIAL

Evento temido (redactar el tipo de situación que se sospecha puede generar ansiedad)

Pensamientos automáticos (redactar que estaba pasando por tú cabeza cuando estabas en la situación que se marca como ansiosa).

Califica tu ansiedad del 0 al 100:
_____
Califica que tan probable es que se presente el evento temido en una escala del 0 al 100:
_____
Asumiendo que suceda lo peor:
¿Cuáles serían las peores consecuencias:

_____

¿Cuáles serían las estrategias que utilizarías para contender con ellas.

La estrategia que se predice se va a realizar.

Revise la predicción de las consecuencias.

Califique de 0 a 100 la ansiedad
Alternativas de que suceda el evento que se teme.

Establece horario o tiempos específicos para preocuparte. Esta es una técnica que se utiliza para desensibilizar de las preocupaciones, Se trata de exponer el temor, se pueden establecer tiempos de preocupación que duren de 20 a 30 minutos. Hay que remarcar que no se vale preocuparse a otras horas del día.

Ex posición graduada a las preocupaciones. Se puede iniciar con una pequeña preocupación e ir aumentando. Esta exposición graduada consiste en los siguientes pasos:

Haga una lista de lo que le preocupa

Jerarquiza la importancia de tus preocupaciones, en orden de lo que provoca menos ansiedad a lo que provoca más ansiedad.

Inicia los ejercicios de relajación y de control de la respiración.

Visualiza en tú imaginación las preocupaciones de la que te genera menos ansiedad a la que te produce más ansiedad.

LA AMIGDALA EN EL RECONOCIMIENTO DE MIEDO EN LA ANSIEDAD SOCIAL.

La amígdala es identificada como un centro que concentra información sobre aspectos relacionados a las emociones. Los trabajaos pioneros de Klûver y Bucy (1939), ya comentan sobre lesiones bilaterales con afección de las amígdalas, y que no hay un patrón de reconocimiento de situaciones que producen miedos. Esto se efectuó en monos de laboratorio. Las personas con lesiones bilaterales en esas zonas muestran un patrón de indiferencia ante la presentación sucesiva de caras.

Una de las vías que conecta de manera aferente con la amígdala es la visual. Esta no llega d manera directa de la retina; hay una serie de conexiones que provienen del tectum mescencefàlico, tubérculos cuadrigéminos superiores, cuerpo geniculado externo, pulvinar y de ahí a la amígdala. A su vez la amígdala proyecta a la corteza calcarían en la región occipital. La reacción de miedo, es el evento que mas se afecta en las lesiones bilaterales de la amígdala. Estudios mas acuciosos han demorado que una de las señales que e de mas relieve para la amígdala es la expresión que se tenga en los ojos. Pero también hay una receptividad discriminativa para otros estímulos que llevan información de tono e inflexión verbales.

ANATOMÌA DE LA ÌNSULA

La insula es una secciòn de la orteza cerebral que se encuentra oculta por el llamado operculo. Recibe informacòndel gito de los núcleos parabraquialesy tambièn. En los primates se ha detectado una vìa con muy pocas fibras, que lleva información sensorial de las astas posteriores de la medula espinal. Esto ha llevado a especular que esta estructura pueda tener la función de la autopercepciòn o de la imagen corporal. En otras palabras, estaría por un lado la imagen corporal conocida como esquema corporal, que es el mapa del cuerpo, situado en las circunvoluciones post centrales, y por otro lado esta la autoimagen que proviene de la esta zona de la insula. Para Cricks este era el "asiento del alma" (Recordar que para Descartes era la glándula pineal, por ser impar, estar oculta, de manera relativa por los hemisferios cerebrales y cerebeloso.

La ínsula e capaz de detectar algunas variantes de las emociones como son el disgusto, que se parece a ese estado de un mal sabor en la boca. A pacientes con lesiones bilaterales en amígdalas, les lleva a una mall sabor de boca, y dolo abdominal. En estudios con resonancia magnética funcional, proporcionan evidencias de activación cuando se está en presencia de un mal olor o un mal sabor de boca. Lo contrario, en cuanto a capacidad discriminativa de sabores también se observa en las lesiones de la ínsula. Un paciente puede beber agua salada sin percatarse de eso, pero si va a tener capacidad para la ira y la angustia.

EMOCIONES Y SENTIMIENTOS

Este tipo de fenómenos, se ha alegado que son vagos y que de ahí su dificultad por su estudio y comprensión. La emociones tienen una representación neuronal con manifestaciones conductuales bien claras y observables, mientras que los sentimientos con el componente subjetivo, o si se quiere mental de dichas emociones, a los cuales solo tenemos acceso mediante la comunicación verbal. Los sentimientos, serían en un tono mas coloquial, los sentimientos de las emociones, o la representación mental de las emociones.

¿A qué se le puede considerar una emoción? Esta es una colección constante de respuestas fisiológicas que son activas en ciertas estructuras del cerebro, cuando está presente cierto objeto o situación. La emociones son parte de los sistemas con lo que estamos equipados para mantener la vida y la sobre vivencia. Esto significa, que la mayoría de las respuestas emocionales, están programadas en el genoma y que son el resultado del largo proceso evolutivo.

Se pueden describir tres grupos de emociones: emociones fundamentales; emociones primarias y secundarias.

Las emociones que vienen con el repertorio de la evolución, también son llamadas innatas, tienen una función de sobre vivencia. Por otro lado están otras emociones que se aprenden desde temprana edad, que ciertamente tienen sus raíces o elementos en las emociones innatas. Por ejemplo, un objeto de gran volumen, que se aproxima rápido, haciendo mucho ruido, produce una respuesta innata de miedo, en seres humanos y una gran cantidad de animales. El sobresalto podría ser un ejemplo de estas respuestas, mismo que fue estudiado por Darwin en su pequeño primogénito "Doddy".

Una serie de siluetas de humanos, que en situaciones normales no producen emociones, si se muestran con indumentarias, que hemos aprendido a reconocer como peligrosa, con gestos agresivos o armas, va a despertar también miedo. Todos los añadidos que he mencionado, a las siluetas, forman parte de elementos que se han aprendido a conocer como dañinos.

Las emociones primaria son también llamadas universales, estas son alegría, tristeza, temor, ira, sorpresa y enojo. Las emociones secundarias, son también llamadas sociales, y son: celos, vergüenza, envidia, culpa, orgullo.

Las emociones fundamentales o de mantenimiento, tienen que ver con factores que se gestan en el interior del organismo, como resultado del mantenimiento y necesidades del mismo organismo. Estas emociones se originan por estímulos internos. En el caso de las otras emociones el blanco de respuesta se observa nivel muscular y óseo, es decir movimientos, posturas, expresiones, Mientras que las emociones de mantenimiento el blanco es principalmente visceral. Las emociones fundamentales, nos producen tensión, sensación de fatiga, hasta que se logra su resolución.

Las emociones no están constituidas por un solo marco de respuestas sino por un conjunto de respuestas. Una emoción es siempre compleja, y es inducida por objetos, situaciones o representaciones mentales que se tengan de situaciones y objetos. El individuo, no tiene que estar atento o conciente los estímulos a los que se somete para generar respuestas emocionales.

Para algunas emociones hay una gran selectividad, por un lado del tipo de respuesta y por otro del estímulo que la genera. Lo anterior nos indica que hay una maquinaria muy específica a nivel neuronal, y por otro que hay una especificidad de respuesta ante estímulos únicos. Todo lo anterior indica un pasado evolutivo de esta relación entre estímulo y emoción.

Las emociones difieren en su forma de presentación. Pueden presentarse en forma de descarga única, con un patrón tipo descarga única, esto es un inicio rápido, un pico en su intensidad y un decaimiento en cuanto a la intensidad de las emociones. Algunos ejemplos de este tipo son. Ira, temor, sorpresa y disgusto. Otro grupo de emociones tienen un patrón mas duradero, como si fuera un ola. Tienen un inicio gradual, un periodo tipo meseta y un efecto final que declina lentamente. A este tipo pertenecen las emociones fundamentales o de mantenimiento. Cuando emoción se expresa de forma frecuente, o aún, si está presente por largos periodos de tiempo se puede expresar como humor.

El afecto engloba al humor, las emociones, los sentimiento y las necesidades. El dolor y el placer no son emociones, está formados por las mismas o pueden evocarlas. Las emociones producen liberación de sustancias químicas (hormonas y neurotransmisores), y/o activación de vías nerviosas que orquestan la respuesta del organismo.

Es muy aparente, que cuando se considera la fisiología de las emociones, uno observa que el estímulo que activa una respuesta emocionad es específico para la respuesta desencadenada. El tipo de estímulo que produce tristeza, alegría, temor, son muy consistentes en cada individuo del mismo grupo social, económico y cultural. Las respuestas generadas por la maquinaria genética y nerviosa son las mismas, esto es, se encuentran en un mismo repertorio de respuestas, lo que hace la diferencia de expresión entre los sujetos son los factores inhibitorios o modula torios que la cultura ejerce en cada individuo. No es que el estímulo que activa una emoción sea diferente, según la cultura o el nivel socioeconómico o de escolaridad, no, lo que ocurre es que hay un efecto inhibitorio aprendido de cada individuo y aún la ritualización de la expresión de las emociones en un contexto social. Hay que remarcar que los estímulos que activan las emociones, no son parte de la maquinaria de las emociones.

SECUENCIA DE ACTIVACIÓN DE LAS EMOCIONES

Estas tienen una organización compleja en la que intervienen una serie de elementos. El estimulo emocional competente (EEC), sería el evento que inicia el proceso. Este puede ser un evento en el medio ambiente, un recuerdo que se activa al detectar algo similar en el entorno. Esto lleva al estado de representación del proceso, que puede ser en cualquiera de las regiones somatosensoriales: visual, auditiva, olfatoria, táctil, o la combinación de estas,. Esto conduce a una activación de sitios ejecutores de respuestas emocionales en el cerebro. Estas últimas estructuras disparan la respuesta emocional con activación de regiones específicas del cuerpo y el reconocimiento de esto que es a lo que le llamaos sentimientos.

Algunas de las regiones del cerebro que se han identificado como sitios de activación emocional son la amígdala, situada en la profundidad de los lóbulos temporales, la porción mas anterior de los lóbulos frontales, también referida como la región prefrontal, y otras regiones como la corteza motora que rodea el cuerpo calloso, que se conoce como cíngulo o cinturón.

La amígdala, por ejemplo, es un aglomerado de neuronas que se localiza en los lóbulos temporales, y que funciona como una estructura que combina información auditiva y visual, para la ejecución de respuestas emocionales, de manera relevante, aunque no exclusiva, con las respuestas que tienen que ver con la ira, el temor y la angustia. Las neuronas de esta estructura parecen estar sintonizadas para trabajar con emociones desagradable, más que las placenteras.

El lóbulo prefrontal es otra de las áreas cerebrales que modulan respuestas emocionales. Las neuronas de esta región, están más especializadas en la detección de estímulos emocionales mas complejos, por ejemplo aquellos que tienen que ver con factores naturales y aprendidos. Por ejemplo la empatía que se siente al contemplar una catástrofe. Esta zona del cerebro, a diferencia de la amígdala, está codificando EEC aprendidos, mientras que la amígdala funciona mas con EEC innatos.

Una vez que los sitios que detectan las emociones: amígdala, región prefrontal y cíngulo están activados, se requiere de otras estructuras que sean las ejecutoras de las respuestas emocionales. Estas áreas del cerebro son el hipotálamo y en el tallo cerebral zonas como el Locus Coeruleus, Área Tegmental Ventral y el Rafé Dorsal. Estructuras estas últimas que funcionan con neurotransmisores específicos: noradrenalina, dopamina y serotonina.

Las estructuras hipotalámicas y del tallo cerebral funcionan de manera sincronizada, de tal forma que activan una serie de eventos que constituyen la respuesta neurovegetativa, y cognitiva. La activación de las regiones que ejecutan las emociones, por ejemplo en el tallo cerebral, mediante electrodos, ha mostrado que produce estados conductuales emotivos similares a los que se observan naturalmente, como es el caso de pacientes con estimulación cerebral profunda para el manejo de la enfermedad de Parkinson y en quienes la activación equivocada de neuronas en zonas equivocadas, produjo llanto, tristeza, desesperanza, mismos que desaparecieron unos segundos después que ocurrieron los estímulos. Es decir sin presentar la resonancia afectiva.

Los sentimientos son percepciones de las emociones

El proceso de darse cuenta de la emoción que impera es lo que se conoce como sentimiento, e involucra la auto percepción de las zonas del cuerpo que están activadas como respuesta de la ejecución de una respuesta emotiva. También se está percibiendo cierto estilo de pensamientos que denotan el estado emocional. Los sentimientos ocurren cuando un conjunto de mapas corporales llegan a un umbral que amerita ser detectado por la conciencia Lo expuesto previamente se contrapone con la idea que se tiene respecto a los sentimientos sólo como un conjunto de pensamientos con cierta temática.

El contenido esencial de los sentimientos esta en mapas cerebrales que detectan el estado en el que se encuentra el cuerpo. Ante el sentimiento de angustia, hay una ubicación corporal entre la región que corresponde al corazón y la parte superior del abdomen.

Los pensamientos por si mismos no pueden ser sentimientos, porque como se podría diferenciar entre ellos. Los sentimientos son percepciones y en muchos sentidos se comparan a otro tipo de percepciones. Las áreas cerebrales que con más frecuencia se activan ante la evocación de sentimientos son la corteza del cíngulo, la ínsula, el hipotálamo, el tálamo.

Aspectos históricos de la investigación en las emociones

La palabra emoción se ha intercambiado con la sentimientos, deseo, apetito y pasión desde la antigua Grecia. La ubicación de estas características de la subjetividad, tampoco ha sido una tarea sencilla. Demócrito, contemporáneo del padre d la medicina Hipócrates, en los siglos quinto y cuarto, previos a nuestra era, proponía una triada de estructuras vinculados con las emociones: cabeza, hígado y corazón La primera relacionada con los aspectos de la razón, el hígado con los deseos y el corazón con la ira. Esta concepción fue apoyada por Platón.

Fue Aristóteles quine primero enumera las emociones, que las hace equivalentes a las pasiones. "Apetito, ira, temor, confianza, envidia, gozo, amor, odio, vergüenza, y todos los sentimientos que acompañan al placer y el dolor".Aristótles distingue la capacidad de control sobre las emociones, que tienen los humanos y lo animales, subrayando que los hombres son susceptibles de presentar en ese sentido, la virtud o el vicio según se tenga o no el control sobre las emociones. Los brutos muestran sus pasiones de manera automática e instintiva, mientras que los seres humanos pueden y deben controlarlas. Esta forma de filosofar, tuvo repercusiones en las escuelas helénicas de filosofía, en especial en el estoicismo. Zenón (333/332-262 AC), diferencia, en los aspectos ético, mas que en los relacionado a la física y la lógica de esta escuela filosófica, lo que es el control de las emociones, para poder alcanzar la felicidad.

En "Le Passions de l'Ame", René Descartes reduce la vida emocional a seis estado básicos: Admiración (capacidad de maravillarse); amor, odio, deseo, gozo y tristeza . Su contemporáneo inglés Thomas

Willis, cuya trabajo sobre la anatomía y vascularización del cerebro fueron los pioneros en es tipo, coloca los aspectos de la circulación de la sangre en ese contexto.

El estudio científico de la expresión facial se hizo sólo hasta el siglo XIX. Sir Charles Bell, publica en 1806, su obra: "Essays on the Anatomy of Expression in Painting". Este neurólogo, se dedicó a disecar caras, a las cuales les retiraba la piel y la grasa, para obtener sólo los músculos. Él mismo fue un dibujante y pintor dotado, quien sostenía que los seres humanos estábamos diseñados con músculos específicos para manifestar las emociones en la cara. EL hizo descripciones de pacientes afectados por parálisis de cara, en lo que después sería denominado como "Parálisis de Bell". Bell notó que las emociones seguían estando presentes, aún cuando no se pudieran exteriorizar.

Pero fue Duchenne de Boulogne, quien más empeño mostró en el estudio de la relación que hay entre emociones y expresión facial, a él se le atribuye las primeras contribuciones de la fotografía clínica, a las publicaciones médicas. Publicó un libro llamado "Mécanisme de la Physionomie Humaine" en donde trató de demostrar que para estado emocional había una activación particular de ciertos músculos de la cara. Por ejemplo el llamaba al músculo zigomático mayor, el "músculo del gozo" y a otros que abatían la mirada, "Los músculos del llanto". Los trabajos de ambos investigadores llamaron la atención de Sir Charles Darwin.

Darwin publica, después de dudarlo por un gran tiempo, "On the Origin of the Species" en 1859, la lucha que sostuvo entre sus ideas religiosas, y su hallazgos en el viaje como naturista del Beagle, habían sido la causa de sus vacilación. Las emociones como factores adaptativos y parte del acervo de respuestas adquiridas evolutivamente , fueron esbozadas en un siguiente libro: "The Descent of Man and Selections in Relation to Sex", sin embargo, en donde ingresa de manera total en el tema de las emociones es "The Expresión of the Emotions in Man and Animals"- Libro en el cual utilizó muchas fotografías que Duchenne de Bologne le facilitó.

EL mismo Darwin intuyó que no todas las emociones eran innatas o heredadas, y que habría que estudiar el desarrollo de las mismas en los niños recién nacidos, para poder entender este proceso. Para tales fines estudió a su primer hijo "Doddy" (William Darwin). Él observó que algunas respuestas emocionales estaban ya presentes a los pocos días de nacido Doddy. Por ejemplo, las reacciones de sobresalto ante sonidos intensos. La ira se hizo notoria hasta la décima semana, y era la respuesta ante los cambios en la temperatura de la leche. A lo 4 meses, el bebé mostraba datos emocionales al tirar objetos de manera repetida y escuchar el sonido en el piso. Algunas emociones innata, concluyó Darwin, requieren de práctica y modulación, durante las etapas tempranas de la vida.

Los lóbulos frontales, se fueron perfilando, a fines del siglo XIX, como sitios que podrían estar ejerciendo el papel de modulación de las emociones. Un accidente y muchos casos clínicos de tumores, fueron perfilando a esta región del cerebro como la gran reguladora de las emociones.

El caso de Phineas Gage (1823-1860), ha pasado a ser un hito en ese campo. Gage era un joven capataz, de una compañía constructora de ferrocarriles en Estados Unidos de América. Cumplido, responsable, cuidadoso de las formas sociales, sufrió una herida, al dejar caer una barreta de acero de casi un metro de longitud y seis kilos de peso, cuando se encontraba mirando por sobre su hombro derecho hacia atrás. Al caer la barra golpeó en una piedra que contenía pólvora y la proyecto hacia arriba, el resultado fue una herida fenomenal pero no mortal en Phineas Gage. El orificio de entrada en la base del pómulo izquierdo, y la salida en el cráneo, del lado derecho. A las semanas de recuperación, Phineas estaba listo para trabajar, sólo que su personalidad y respuesta a las emociones habían cambiado para siempre. Ahora era irresponsable, soez, poco cuidadoso y sobre todo indolente, con poca reactividad emocional. Sobrevivió doce años y medio a su accidente. Su caso atrajo paulatinamente la atención de los médicos, entre de ellos John M . Harlow, y Henry Bigelow, quienes obtuvieron permiso para exhumar el cuerpo de Gage, y obstener el cráneo, mismo que junto con la barreta se encuentran en el museo de la Escuela de Medicina de la Uniersidad de Harvard en Boston.

MÉTODOS PARA CONDICIONAR LA REDUCCIÓN DE SÍNTOMAS DE ANSIEDAD SOCIAL.

Condicionamiento de ansiedad por estímulos apropiados.

Hay que aprender una técnica que nos permita establecer un estado de relajación y calma al realizarla. Esto puede ser en acto de entrelazar las manos y oponer los pulgares, como se representan las manos de las figuras orientales en meditación. El siguiente aspecto es el desarrollar un estado de calma interior, esto se puede hacer mediante los ejercicios

de respiración y asociación con una serie de imágenes neutras o de tranquilidad.
Cierra los ojos y coloca tus manos en la posición que asocies con calma.
Respira 10 veces con el método de los cuadrados, descrito antes.
Sin abrir los ojos, visualiza una luz tibia y agradable que entra por tu cabeza.
Siente como esa luz tibia va recorriendo las diferentes partes de tu cuerpo, cada que llega a cada una de ellas, hay relajación de tú cuerpo.
Cuando estés completamente relajada, sigue con los ojos cerrados. Ahora usa tu imaginación y piensa que vas a un sitio agradable. Te propongo que este sea un jardín.
Ves las puertas del jardín que son de metal, y un letrero que dice: "Antes de cruzar estas puertas, favor de dejar sus problemas en el árbol de la entrada"
Ahora sientes como vas dejando cada uno de los problemas que te agobian en las ramas del árbol Uno por uno, pausadamente, al mismo tiempo que los dejas ahí colgados te sientes más ligera, más liviana.
Ahora entra al jardín, descríbete a ti misma lo que ves, si pueden volar un poco, ahora lo puedes hacer porque tienes un cuerpo ligero sin problemas.

RESPIRACIÓN DIAFRAGMÁTICA.

Los ejercicios de respiración que hemos aprendido, debemos de practicarlos con una forma de respiración que se llama diafragmática. En el momento de inhalar el aire, deberemos de concentrarnos más en tratar de expandir el abdomen, como si lo infláramos, esto es más eficiente para tener movimientos de respiración más profundos y más lentos, con lo cual se controlará la ventilación en exceso o hiperventilación, que lleva a que bajen nuestros niveles de bioxido de carbono en la sangre y con esto se modifica el pH de nuestro cuerpo, el resultado final, es que si continuamos hiperventilando, se van a presentar una serie de síntomas debidos a los cambios en el pH de nuestra sangre (se hace más básica o alcalina).

DESARROLLO DE FRASES TRANQUILIZANTES.

Nuestro pensamiento está formado por una serie de frases, por un diálogo interno que tenemos con nosotros mismos, es un monólogo, cuya interpretación modifica nuestras emociones, y de esta forma se modifican muchas de nuestras funciones. Si en nuestra mente hay pensamientos catastróficos, estos darán lugar a un sentimiento de angustia y a la respuesta corporal del sistema simpático correspondiente. EL primer paso que hay que dar para desarrollar pensamientos tranquilizantes es el identificar los pensamientos angustiantes y tratar de detenerlos y sustituirlos por pensamientos tranquilizantes. A la primera técnica se le conoce como paro del pensamiento. Algunos de los pensamientos catastróficos que se tienen cuando se está en una crisis de pánico son:

Esto es terrible
No puedo respirar, me voy a ahogar
Me estoy muriendo
No podré soportar mucho tiempo esto.
¿Por qué me sucede esto a mi?
Nunca voy a componerme

Este tipo de pensamientos pueden ser parados o detenidos por un acto deliberado de voluntad. Esto es similar a la situación en la que traemos a una melodía dando vueltas por nuestra cabeza, y de pronto decidimos detenerla, lo hacemos y buscamos algo diferente o cambiar a un pensamiento neutral. Una forma práctica de hacer este ejercicio es mediante una tabla, se hace un registro de las siguientes variables:
Fecha y hora
Situación
Pensamiento

Sentimiento
Pensamiento alternativo

Algunos de los pensamientos alternativos se muestran a continuación:

La ansiedad no es dañina, puede ser poco agradable, pero puedo soportarla.
Puedo estar ansioso y aún funcionar correctamente.
Mis síntomas son un tipo de condicionamiento, me pongo nervioso ante situaciones similares a las que en el pasado me han dado ansiedad, sin embargo aún cuando pueda tener este tipo de reacciones no son peligrosas para mi salud y mi vida.
Relájate y va más lento, no hay necesidad de correr en esto,
No me importa lo que los demás piensen me debo de enfocar en mis actividades.

DISTRACCIÓN O CAMBIO DE DIRECCIÓN DE PENSAMIENTO.

Tratar de modificar la dirección del pensamiento puede ser complicado, a veces el simple decir "calma", o "no te pongas ansioso", pueden tener un efecto opuesto o paradójico, por lo que se debe de realizar alguna de las siguientes maniobras:

Externalizar Aquí se utiliza alguno de los sentidos para forzar el flujo del pensamiento hacia un estímulo en particular que puede ser el que cause la distracción. Por ejemplo puede ser el observar un pintura, un cuadro y tratar de ir encontrando los detalles. Si se va en la calle, se puede tratar de observar autos de colores determinados, gente que vaya de mezclilla. Si se usa el sentido del oído, escuchar atentamente la música del aparato de sonido del automóvil, tratar de detectar sonidos extraños, la conversación de otras personas. Si se utiliza en sentido del tacto: texturas, identificar papeles, objetos en las bolsas, los bordes del volante si vamos en el auto. Si se emplea el olfato, detectar olores agradable o desagradables. Se pueden desarrollar actividades varias como: calcular sumas con los números de las placas de los vehículos, u otras situaciones por el estilo. Finalmente, podemos cambiar el ambiente en donde se desarrolla nuestra actividad, si estamos en un cuarto salir al aire libre, etc.
Utilización de memoria y concentración. Recordar la letra de una canción, de una poema, contarnos la historia de la película que vimos anoche, recapitular lo que hicimos el fín de semana.
Conversar. Esta es una forma fácil de distracción siempre y cuando se tenga a mano alguien con quien hacerlo. Pero también se

puede hablar por teléfono, una persona extraña puede sernos de utilidad.

Trabajo. Este es una manera de distraer la ansiedad que utilizamos la mayoría de las personas.

Juegos. Esta es la actividad de distracción por excelencia, además de distraernos, nos proporciona ejercicio, o si es un juego de mesa, material para conversar.

ESCALA FNE

("Fear of Negative Evaluation")

Para cada aseveración conteste si aplica o USTED, contestando (V) si es verdadero o (F) si es falso.

☐ Rara vez me preocupo acerca de si parezco tonto a los ojos de otras personas. (F)
☐ Me preocupo de lo que otras personas piensan de mi, aun cuando se que no hace ninguna diferencia lo que opinen de mi. (V)
☐ Me pongo tenso y nervioso, cuando se que alguien me está evaluando (V)
☐ Estoy despreocupado, aun cuando se que las personas se están formando una opinión desfavorable de mi. (F)
☐ Estoy muy preocupado cuando se que cometí algún error social. (V)
☐ La opinión que gentes importantes tienen sobre mi no me preocupa. (F)
☐ Estoy a menudo temeroso de que pueda aparecer ridículo o de que pueda hacer una tontería. (V)
☐ Reacciono muy poco cuando otra gente no aprueba mi manera de ser. (F)
☐ Con frecuencia estoy temeroso de que otras personas noten mi nerviosismo (V)

☐ La opinión de otros tiene poco impacto en mi. (V)

☐ Si alguien me está evaluando, pienso que me va a suceder lo peor. (V)

☐ Rara vez me preocupa el tipo de impresión que hago en alguna persona. (F)

☐ Me da miedo que otros no me aprueben. (V)

☐ Me da miedo que la gente me detecte fallas (V)

☐ La opinión de otras gentes no me preocupa. (F)

☐ No me molesto demasiado si no les agrado a otras personas. (F)

☐ Cuando estoy hablando con otras personas, me preocupa lo que estará pensando de mi. (V)

☐ Siento que cualquiera puede cometer errores en el trato social, entonces para que me preocupo. (F)

☐ Habitualmente me preocupo sobre el tipo de impresión que causo en las personas. (V)

☐ Me preocupa mucho lo que mis superiores piensen de mi (V)

☐ Si se que alguien me está juzgando, esto tiene poco efecto en mi. (F)

☐ Me preocupa que los otros piensen que no valgo la pena (V)

☐ Me preocupa muy poco lo que los otros piensen de mi. (F)

☐ Algunas veces me digo: "Te preocupas mucho de lo que piensan los demás de ti" (V)

☐ Me preocupa el que pueda decir o hacer cosas tontas. (V)

☐ A menudo estoy indiferente a la opinión de los demás (F)

☐ Ha menudo tengo confianza de la opinión que otros tienen de mi (F)

☐ A menudo deseo que las personas importantes para mi, no piensen mucho en mi (V)

☐ A menudo me es indiferente la opinión que otros tengan de mi (F)

☐ Me pongo tenso y nervioso si se que estoy siendo evaluado por mis superiores. (V)

Se ha colocado la respuesta esperada en una persona con ansiedad social. Cada respuesta acorde con esto es igual a uno, la suma de todos los puntos arriba de 20 es probable que tenga ansiedad social.

REESTRUCTURACIÓN COGNITIVA

Esto se refiere a cambiar su manera de pensar, esto tomará algún tiempo. El primer punto es tratar de identificar el tipo de pensamiento que presenta en su cabeza en un momento dado y que lo hace estar ansioso. El siguiente paso consiste en aprender a mirar cada uno de esos pensamientos de manera objetiva, y decidir si ellos representan una evaluación razonable de una situación determinada. Si evalúa que sus pensamientos no son razonables, entonces tendrá que cambiarlos por algo mas razonable y racional.
Paso 1: Identifique sus pensamientos
Si su manera de pensar está completamente invadida por ideas y preocupaciones irracionales respecto a la crítica de los demás, será muy difícil identificar cuales son los pensamientos irracionales y generadores de ansiedad, de los que no lo son. Pero en el caso de la fobia social, los pensamientos irracionales son disparados por situaciones específicas que tienen que ver con la interacción con los demás.

Muchos de los pensamientos generadores de ansiedad se gestan automáticamente, por lo tanto es posible que no se identifiquen. Una manera de detectar sus pensamientos es

cuando se detectan los sentimientos de ansiedad, temor, malestar, y se trabaja de manera retrospectiva, tratando de detectar que tipo de pensamientos se conectaron con estos sentimientos.
- ¿Cómo me siento?
- ¿En que tipo de situación o actividad me he involucrado recientemente?
- ¿Que pienso de mi mismo?
- ¿Que pienso de las otras personas?
- ¿Que pienso de la situación por la que estoy pasando en la actualidad?

¿CUALES SON LAS CARACTERÍSTICAS DE LOS PENSAMIENTOS AUTOMÁTICOS, IRRACIONALES, QUE ME PERMITEN IDENTIFICARLOS?

AUTOMÁTICOS : Estos brincan en su cabeza, sin ningún esfuerzo de su parte.
DISTORSIONADOS: No se relacionan con los hechos razonablemente.
NO AYUDAN: Ellos lo mantienen ansioso, hacen dificultades para cambiar, y no lo ayudan a avanzar en sus metas en la vida.
INVOLUNTARIOS: Usted no escoge el tenerlos, y puede ser muy difícil el sacarlos de su cabeza.

Paso 2. Determinar si sus pensamientos son o no racionales

Los patrones de pensamientos irracionales, también son llamados distorsiones cognitivas. Sabiendo identificarlos, sabrá si sus pensamientos son o no racionales.

Pensamientos "todo o nada": Usted mira las cosas en dos categorías: blanco o negro.

Sobre generalización. Un evento que le sucede es visto como si no tuviera fin. "Estoy ansioso, me ira mal, se darán cuenta, les caeré mal, me despedirán etc..."

Filtro mental: Solo obtiene de los demás o del medio ambiente externo pequeños detalles, y hace conclusiones totalizadoras. Si está platicando con una persona y este ve hacia otro lado, por un momento: "No le interesa mi conversación".

Descontar o no tomar en cuenta aspectos positivos: Rechazar experiencias positivas, diciendo que no cuenta por una u otra razón. Por ejemplo, realizar una serie de actividades diarias que llevan cierta habilidad y entusiasmo, pero que no se auto reconocen.

Saltar a las conclusiones. Este tipo de conclusiones tienen un correlato negativo, aun cuando no existan evidencias que apoyen dichas conclusiones. Esto puede estar basado en : "lectura de la mente del otro", Usted asume lo que el otro está pensando, habitualmente pensamientos negativos, respecto a Usted. "Error del que dice la fortuna": Usted anticipa que las cosas le saldrán mal. Usted piensa que en si sus predicciones se cumplirán. Por ejemplo si tiene una presentación que hacer ante un grupo de personas, Usted de antemano piensa que la va a ir muy mal.

Magnificación (catastrofizando) o minimizar. Exagera algunas cosas que tienen que ver con los demás, pero minimiza las cosas que tienen que ver con Usted.

Razonamiento emocional: Usted asume que sus emociones negativas, necesariamente reflejan la manera en que suceden realmente las cosas: "Yo siento que hago las cosas mal, por lo tanto las personas piensan que hago mal las cosas"

Las frases con el "debo". Usted trata de motivarse a Usted mismso con frases que contienen las palabras: "debo", si Usted no puede, por alguna razón cubrir esa tarea, entonces se siente humillado desmoralizado,

Personalización de las fallas. Usted se visualiza como la causa real de que las cosas no salgan de manera adecuada. "Yo siempre traigo mala suerte a los demás" ;"Yo hago que la gente se enoje"

Si Usted lleva un diario, en el podrá registrar los diferentes pensamientos de tipo irracionales o automáticos y las situaciones que han generado. Esto lo llevará a entrenarse en la detección de cosas desfavorables.

Algunos ejemplos entre el pensamiento racional, el pensamiento opuesto y el pensamiento racional asertivo.

Pensamiento irracional (automático): No aprobé el examen, lo cual prueba que soy un fracaso, nunca podré ingresar a la Universidad.

Pensamiento opuesto: De todas formas no quería entrar a la Universidad.

Pensamiento asertivo racional: Estoy decepcionado por no poder entrar en esta ocasión a la Universidad, volveré a intentarlo, creo que puedo superar esto.

Paso 3: Dude de sus pensamientos.

PENSAMIENTOS AUTOMÁTICOS

Constantemente mantenemos un monólogo con nosotros mismos en el interior de nuestras cabezas. Esto quiere decir que tenemos pensamientos automáticos la mayor parte del tiempo. Pensamos acerca de las cosas que vamos a hacer en el futuro inmediato y planeamos cosas. Los pensamientos automáticos que interesan en la terapia CC, son aquellos que sirven para entender cambios en nuestro estado de ánimo o en nuestros sentimientos. Estos pensamientos automáticos pueden ser "palabras" o "imágenes". También pueden ser memorias o situaciones que hemos visto que suceden a gente como nosotros.

Para identificar los pensamientos automáticos, tenemos que preguntarnos: Qué estaba pensando en el momento que se da un cambio en mis emociones. Podemos también hacer una evaluación de los pensamientos automáticos con el siguiente esquema:

¿Que estaba pasando en mi mente un poco antes de que yo empezara a sentir tal o cual emoción o sentimiento.

¿Si este pensamiento automático es cierto: que puedo inferir respecto a mi?

¿Que significa este pensamiento, respecto a mi, mi vida y mi futuro?

¿Que tengo miedo que pueda pasarme?

¿Cual es la peor cosa que me puede pasar si el pensamiento automático es cierto?

¿Que puede significar esto respecto a lo que otras personas piensen o sientan con respecto a mi?

¿Que significa esto con respecto a otras personas en general?

¿Que imágenes o memorias tengo yo de esa situación?

FORMAS DE CUESTIONAMIENTO DE LOS PENSAMIENTOS AUTOMÁTICOS

¿Cual es la evidencia que apoya esa idea?;
¿Cual es la evidencia en contra a esa idea?
¿Existe una alternativa de explicación diferente?
¿Que es lo peor que puede sucederte?
¿Que es lo mejor que puede sucederme?
¿Cual es el resultado mas realista?
¿Cual es el efecto de mis creencias en pensamiento automático?

Exposición Graduada

Cuando una persona presenta un ataque de pánico en alguna situación determinada, entonces piensa que si se expone a la misma situación, volverán a presentar los ataques de pánico. Por ejemplo, si presentó un ataque en el interior de un cine, esta persona evitará nuevamente el asistir al cine o a espacios cerrados. El paciente anticipa su ansiedad cuando sabe que se va a presentar alguna situación que implique el repetir aquello que le provocó el ataque.

Cada vez que una persona, escapa de la situación que ella piensa le originó el ataque de pánico, siente un alivio de la ansiedad anticipadora, con lo cual se refuerza la conducta de escapar de las situaciones amenazantes. ¿Cómo se puede manejar esta situación? Si el temor a situaciones determinadas, se refuerza al abandonar el lugar a la carrera, entonces cabría la posibilidad de que, si permanecemos mas tiempo, en teoría llegará un momento en que el ataque de pánico desaparecerá solo, en un lapso de 30 a 60 minutos, y de esta forme no reforzaremos la conducta de huida.

Entonces el mejor remedio es estar en la situación que nos ha despertado el ataque de pánico, practicar los ejercicios de relajación isométrica, y de respiración, y los ejercicios de regulación del flujo de pensamiento. Las siguientes pueden ser indicaciones prácticas para manejar el ataque de pánico:
Hacer una lista de las situaciones en las cuales es probable que Usted tenga un ataque de pánico.
Hacer un orden de jerarquía, desde las situaciones que no le agradan y que evita, hasta aquellas en que aun cuando no le agradan no las evita.
Tratar de exponerse a esas situaciones, cuando no tiene ataques de pánico y permanecer lo mas posible dentro de ellas, por un lapso mas largo cada vez.
Al principio la situación puede generar ansiedad, pero esta va cediendo en la medida que uno repite la exposición y se da cuenta que no es la situación que genera los ataques de pánico y que estos ocurren aun cuando Usted se encuentre en su casa.

Pueden existir algunos eventos que se tienden a evitar, aun cuando la persona no haya presentado ataques de pánico, mediante un proceso psicológico, llamado de generalización.- Por ejemplo, se presenta un ataque de pánico en un elevador, nos dará miedo cualquier espacio pequeño y cerrado, como puede ser incluso un automóvil o una caseta telefónica. Una vez que la situación de miedo se establece, los individuos con ataques de pánico o agorafobia tendrán a evitar esa situaciones. La evitación puede ser tan intensa que la persona que la padece no entrará o no se presentará nuevamente a un estímulo de esa naturaleza. Esto es similar a una persona que una vez fue asustada por un perro en una calle "X" y que no vuelve a pasar por la calle, aun cuando ni siquiera sabe si el perro sigue viviendo en esa casa.

Elabore una estrategia para vencer a la agorafobia.

Se puede realizar un listado, en el cual se expongan metas concretas, por ejemplo, si es una persona con miedo a entrar al metro y a salir sola de casa, algunas metas cortas que se pueden planear son las siguientes:
"Voy a viajar en el tren de terminal a terminal, ida y vuelta"
"Voy ha hacer mi despensa en el mercado sola"
"Voy a ir al cine y ver la película completa"

Una vez que ya tiene las metas generales, estas pueden subdividirse en metas mas pequeñas, que son mas fáciles de conseg.uir:

"Voy a entrar en el metro y me voy a salir"
"Voy a viajar entre dos estaciones del metro"
"Voy a viajar mas de dos estaciones del metro en hora pico"
"Voy a viajar 5 estaciones del metro ida y vuelta"
"Voy a viajar en una dirección de ida"
"Voy a viajar de ida y vuelta"

El número de pasos en que se descompone una meta en particular va a variar, dependiendo de la dificultad que tenga cada persona para completar la meta correspondiente. Pueden hacerse las modificaciones que se quieran, siempre y cuando estas lleven a la meta final que el paciente se ha fijado.

Conviene llevar un registro, en un diario de sus avances, como por ejemplo:

META: "Subirme al metro y viajar de termina a terminal sola"

Pasos intermedios:

1._____
2._____

3. _____
4. _____
5. _____

Implementación del programa:

- Este seguro que todos los días ejecute una actividad encaminada a mejor sus ataques de pánico.
- El evitar sitios o situaciones agrava mas su enfermedad de Ataques de Pánico.
- Confronte las situaciones en donde frecuentemente y de manera regular hasta que venza sus miedos. La "regla de oro" es, entre mas miedo le genere una situación, mas tendrá que confrontarla.
- Si tiene varios sitios o situaciones que le producen ataques de pánico, trabaje las situaciones simultáneamente, no espere ha terminar con cada una, ya que esto puede ser una labor que involucre mucho tiempo.
- Evalué sus avances en un diario.

Etapas del trabajo personal con las situaciones que generan los ataques de pánico:

- Utilice los ejercicios de respiración y de relajación isométrica, obtenga un

estado de calma, antes de iniciarse el trabajo de exposición frente a las circunstancias y lugares que le producen pánico.
- Mentalmente recree la situación que va a enfrentar y cree una historia en su mente, en donde a Usted le va bien y sale con éxito de una situación, que evita, como por ejemplo viajar en el metro.
- Ejecute sus actividades, relativas a romper con el ataque de pánico, de una manera lenta y relajada. Esto le dará tiempo de detener sus pensamientos ansiosos, la ansiedad y aun el pánico.
- Evalúe su frecuencia respiratoria al iniciar las exposición al evento, o lugar que se quiere desensibilizar, después evalúe cada 10 minutos.
- Cuando la circunstancia lo permita, detenga sus actividades en el momento que se sienta ansiosa. Busque un lugar en donde sentarse y relajarse, hasta que pase el ataque.
- No abandone la situación hasta que sus niveles de ansiedad hayan regresado a sus niveles basales.
- Trate de afrontar la situación a la que se expone, el mas tiempo posible.
- Felicítese ante cada logro.

Exposiciones mediante la imaginación.

En algunas ocasiones será difícil estar en alguna situación que generó pánico, por su poca accesibilidad o por la lejanía que tenga, entonces se puede emplear a la imaginación. Recuerde que Usted se debe de imaginar las escenas en donde resulta muy competente, aun cuando en el pasado resultó que no era muy competente en esa situación, ahora véase con éxito. Imagínese una situación específica en cada ocasión, cuéntese una historia mentalmente en donde Usted es el personaje central, que sale bien librado, de las situaciones que lo angustiaron.

En su imaginación, puede planear viajes, ir en el metro, estar en un elevador, etc.

PENSAMIENTO DIRIGIDO

Los seres humanos tenemos pensamientos, emociones y conductas. Aquellos que han padecido de ataques de pánico o de ansiedad generalizada por muchos años, desarrollan un patrón de pensamiento no adaptativo, con lo que respecta a las situaciones que se asocian con los ataques de pánico. A menudo tienden a esperar lo peor, o que ellos son quienes atraen a la mala suerte.

La gente con ansiedad o pánico previenen que una situación o lugar determinados les provocará el pánico, así que se adelantan a dicha situación. Ellos se pueden provocar ansiedad o pánico, sólo evocando la última vez que estuvieron en una situación que les generó los síntomas particulares de ansiedad que ellos padecen. De hecho una persona con buena imaginación, puede tener un nivel elevado de ansiedad con solo enfrentarse a las situaciones asociadas al pánico, aun mas que si se expone al paciente, sin advertirlo, a una situación asociada al pánico. Entonces nos preguntamos, que es lo que nos genera la ansiedad, y la generalización de una situación particular a otras?, la respuesta es EL MODO DE PENSAR (NUESTRO PUNTO DE VISTA).

El estado emocional es el resultado del como evalué cada situación y en el como la etiquete, no necesariamente es el resultado de la situación como tal. Si Usted ha etiquetado a una situación como "peligrosa", seg.uramente que su cerebro va a trabar como él sabe para controlar esa situación peligrosa.

Así, Usted es el agente que activa sus mecanismos de ansiedad, de manera no consciente, Usted está manteniendo sus reacciones no adaptativas, y las incrementa.

Un pensamiento irracional o automático se apodera del paciente con ansiedad o pánico, de tal forma que tiende a generalizar las situaciones. Por ejemplo una persona tiene miedo de entrar al metro, el pensamiento irracional sería: "Me va a dar un ataque de pánico, perderé el control. Voy hacer el ridículo"; "Si me da un ataque de pánico no voy a pode escapar"; "Que es lo que la gente va a pensar de mi".

En este momento, podemos darnos cuenta de esos pensamiento irracionales y catastróficos y detener nuestro pensamiento, se puede instalar un pensamiento neutro: "Que bonita estuvo la tarde" y en forma seg.uida utilizar pensamientos racionales que substituyan a los pensamientos ansiosos: "Lo más probable es que no pierda el control, ni qie me vuelva loco, ya me ha ocurrido otras veces y no ha pasado nada"; "Aun cuando me siento incomodo, no significa que la situación es desagradable o incomoda", "El sentirme así es parte de mi enfermedad".

Podemos fragmentar el proceso del pensamiento dirigido en los siguientes pasos:
Identificación de los pensamientos irracionales: "Que tal si no puedo soportarlo? Esto será desastroso!"
Pensamiento neutro o pensamiento esperanzador:
"SI puedo, será fácil"
Pensamiento racional: "Voy a intentarlo. Haré mi mejor esfuerzo y luego ya veremos!!"

1. Situación	2, Estado de ánimo	3. Pensamientos automáticos	4.Evidencias que apoyan pensamientos	5. Evidencias que no apoyan pensamiento	6. Pensamientos alternativos	7. Calif. Estado de ánimo

Quien? Que? Cuando? Donde?	¿Qué sintió?	¿Qué pensaba antes de sentir?		s		

IDENTIFICACIÓN Y CALIFICACIÓN DE ESTADOS DE ÁNIMO

Para poder cambiar sus estados de ánimo, es importante que primero aprenda a reconocerlos. En ocasiones podemos sentirnos con cansados y en realidad estar deprimidos, o no darnos cuenta de que hacemos las cosas a gran velocidad, con la sensación de temor, cuando estamos angustiados. A continuación le muestro una lista de estados de ánimo. Usted puede escribir otros en las líneas adicionales.

Deprimido	Ansioso	Enojado	Culposo	Avergonzado
Triste	Apenado	Excitado	Temeroso	Irritado
Inseguro	Orgulloso	Disgustado	Pánico	Frustrado
Nervioso	Disgustado	Herido	Contento	Desilusionado
Humillado	Ofendido	Feliz	Enamorado	

Si Usted tiene problemas para identificar sus emociones, note que a veces sentir una opresión en hombros y pecho, o una "bola" en la garganta, puede significar ansiedad, lo mismo si siente manos frías o sudorosas. También en ocasiones falta de energía, y no disfrutar de las cosas que antes nos gustaban, al mismo tiempo que enojarnos muy frecuentemente puede ser parte de la depresión.

Es importante que se entrene en identificar sus emociones, una manera de hacer esto es intentar calificar su estado de ánimo tres veces al día. También ayuda que se haga el ejercicio de escoger 6 estados de ánimo de los antes enlistados y escribir situaciones que en su vida hayan sido representativas de haberlas experimentado.

Es importante, para distinguir las diferentes situaciones que pueden cambiar o modificar nuestros sentimientos, identificar los factores situacionales que se mencionan a continuación:

- ¿Con quien estaba yo en ese momento?
- ¿Qué estaba yo haciendo?
- ¿Cuándo ocurrió esto?
- ¿En donde estaba yo?

ESTAS SITUACIONES PUEDEN SER DESCRITAS SU USTED SE HACE LAS PREGUNTAS ANTES COMENTADAS.

Lo mismo ocurre cuando estamos narrando un sueño, en donde uno trata de ubicarse en el contexto de este, saber cuando ocurrió, y que estaba uno haciendo. Lo mismo hay que hacer cuando tratamos de ubicar el contexto del medio ambiente externo en donde nos sentimos de alguna manera particular.

DISTORSIONES COGNITIVAS

Aunque algunos pensamientos automáticos que tenemos a lo largo del día son verdaderos, otros parecen no serlo y pueden presenta algunas de las siguientes distorsiones cognitivas:

PENSAMIENTO DICOTÓMICO (Ley Todo o Nada): Ver la situación en solo dos categorías y no en un continuo. "Si ni me quieres me detestas".

CATASTROFIZACIÓN (ADIVINAR EL FUTURO): Predecir el futuro alternativamente sin considerar alternativas. "De seguro voy a dormir mal esta noche".

DESCALIFICAR (NO CONTAR LOS ASPECTOS POSITIVOS): "Hice bien mi proyecto, pero solo fue suerte"

RAZONAMIENTO EMOTIVO: Suponer que el pensamiento es verdadero solo porque siento que así es muy intensamente, ignorando evidencias en contra de eso: "Me late que no le caigo bien".

ETIQUETAR: Poner etiquetas o calificativos fijos a uno, a las demás personas o a situaciones específicas.

MAGNIFICAR O MINIMIZAR: Aumentar lo negativo, minimizar lo positivo.

FILTROS MENTALES (ABSTRACCIÓN SELECTIVA): prestar atención a aspectos negativos y no darse cuenta del todo de manera integral.

LECTURA DE LA MENTE: Creer que se sabe lo que los demás piensan

GENERALIZACIÓN EXCESIVA: Hacer generalizaciones que llevan a conclusiones negativas.

PERSONALIZAR: Pensar que los demás actúan negativamente para perjudicarnos sin considerar otras alternativas.

IMPERATIVO: Tener ideas fijas de cómo los demás y Usted deben de comportarse, y calificarse o calificar a los otros de manera negativa y rígida cuando no se cumplen esas expectativas.

VISIÓN EN TÚNEL: ver solo los aspectos negativos de ls situaciones o de las personas.

CUESTIONARIO PARA EVALUAR LA RELEVANCIA DE LOS PENSAMIENTOS AUTOMÁTICOS.

- ¿Cuál es la evidencia de que este pensamiento automático es relevante?

- ¿Cuál es la evidencia que apoya lo anterior? (ponerse en la situación hipotética de una amigo o amiga a la que le sucediera lo mismo que a nosotros)
- ¿Cuáles son las evidencias en contra?
- ¿Hay explicaciones alternativas?
- ¿Qué es lo peor que puede haber ocurrido?
- ¿Qué es lo mejor que puede haber ocurrido?
- ¿Cuál sería el resultado mas realista?
- ¿Cuál fue el resultado de mi creencia en es pensamiento automático?
- ¿Cuál es el efecto de cambiar mi pensamiento?
- ¿Qué puedo hacer al respecto?
- ¿Cómo me voy a comportar o a pensar si estoy de nuevo en esa situación especial?

LA TERAPIA COGNITIVA Y ANSIEDAD SOCIAL

La palabra cognitiva se refiere a percatarse de lo que se piensa, Por lo anterior una aproximación cognitiva se basa en el aprendizaje de cómo cambiar el cómo nos sentimos modificando la manera como pensamos, a esto último se le conoce como reestructuración cognitiva.

En un sentido práctico, este tipo de terapia te instruye en un análisis racional del estilo de tu pensamiento, en la salud y en la enfermedad. Este tipo de habilidad nueva te puede ayudar a: (1) modificar la manera como piensas y actúas, modificando la manera como interpretas los eventos; (2) percibir el mundo más racional y real; (3) aumenta tú capacidad de autoafirmación; (4) Tomas ventaja de las oportunidades que tuviste en el pasado.

ASPECTOS BÁSICOS DE LA TERAPIA COGNITIVA-CONDUCTUAL.

El principio central de este tipo de terapia es que los pensamientos, emociones, conductas y reacciones fisiológicas, son partes de un mismo sistema. El cambio de una de estas partes tendrá un impacto en el resto de los componentes del sistema. Para cada individuo hay diferencias en el tipo de reacciones (Vg. Pensamientos, emociones, conducta y reacciones fisiológicas), que dependen del tipo de experiencias previas y de otros atributos de su personalidad. Por ejemplo, ante una misma situación catastrófica, por ejemplo un temblor de tierra severo, tres personas pueden tener reacciones diferentes:

Persona 1. Temor intenso que lo paraliza. El pensamiento que pasa por su mente es "¡Voy a morir!. ¡No hay escape!".
Persona 2. Indiferencia, poca reactividad, ha tenido experiencias previas similares y ha sabido como afrontarlas. Pasa por su mente: "Va a pasar pronto, no es muy fuerte".
Persona 3. Temor, pero al mismo tiempo urgencia por sacar a su familia del edificio en donde habitan. El miedo le ha ayudado a ser más rápidos y eficiente. Pasa por su mente: "Tengo que sacar a mi familia cuanto antes".

Los sentimientos y reacciones que tenemos ante determinadas situaciones no están causadas por las situaciones por si mismas, sino por las interpretaciones que hacemos de las mismas. Aaron Beck, desarrollo la terapia cognitivo conductual (TCC), y su trabajo se centró de manera inicial en la depresión, con las siguientes premisas:

Los pensamientos pueden llevar a emociones y conductas específicas.
El pensamiento sesgado, o prejuiciado, conduce a alteraciones emocionales.
Las alteraciones en los sentimientos y emociones pueden cambiar, si modificamos

nuestra manera de pensar. Este último punto es lo que se enseñará a lo largo de la terapia.

Pensamientos automáticos.

Como se comentó con anterioridad, un punto central en la TCC explora los pensamientos. Una faceta de estos es lo que se denomina en este campo los pensamientos automáticos. Este término fue utilizado por Beck, para caracterizar pensamientos e imágenes que ocurren involuntariamente, de pronto surgen a la conciencia, ante determinados eventos. La materia prima de estos pensamientos automáticos con las creencia subyacentes a todo ser humano, también denominadas por Beck como "Creencias centrales". Estas son creencias y aseveraciones que generan pensamiento e imágenes que forman los pensamientos automáticos. Estas creencia centrales son esquemas que tenemos del mundo y nos sirven como guías de acción, como estructuras para recordar e interpretar información y como el marco de referencias para resolver problemas.

Estos esquemas son construidos desde la infancia y sirven para ordenar el mundo en el que vivimos. Esto podría ser comparado a un sistemas de cajones en donde vamos acomodando experiencias para tenerlas a su vez como sistema interpretativo del mundo.

Algunas de las preguntas que puedes hacerte para detectar tus pensamientos automáticos son:
¿Qué estaba pasando por mi mente en el momento que yo empecé a sentir esa emoción?
¿Qué temo que me suceda?
¿Cuál es la peor cosa que me puede suceder?
Que imagen o memoria tengo de la situación lamentable a largo plazo?

Ejemplo:

Martha es una secretaria soltera de 26 años, cuyo jefe recién la ha contratado hace un mes. Al acercarse a ella, le comenta lo bien que le ha parecido su trabajo. Al quedarse sola ella se siente nerviosa y no se puede concentrar. Martha está asistiendo a TCC por un problema de auoestima.

Terapeuta: ¿Qué fue lo que te hizo ponerte nerviosa?
Martha: El comentario de mi jefe. Tuve un buen inicio en la oficina, pero mi trabajo en general no es de buena calidad.
Terapeuta: ¿Qué puede suceder si tú jefe se da cuenta que no eres buena en el trabajo?
Martha: Que pierda su buena impresión.
Terapeuta: ¿Qué es lo peor que te puede suceder?

Martha: Pues que me despidan. Y con ese antecedente tendré pocas posibilidades de conseg.uir un nuevo trabajo.

Una forma de organizar la información generada sobre pensamientos automáticos se muestra en la tabla

SITUACIÓN	PENSAMIENTO AUTOMÁTICO	EMOCIONES
Martha es felicitada	Si hago un solo error, va a cambiar la opinión de mi jefe.	Nerviosismo 80 %

Para hacer una correcta identificación de los pensamientos automáticos, hay que tratar de detectar lo que sucede, en cuanto a pensamientos en nuestra mente, que nos hace sentir esas reacciones fuertes e intensas.

Entre los pensamientos automáticos y las creencias centrales, hay un proceso cognitivo llamado "Creencias intermedias", las cuales están vinculadas con: Actitudes, reglas, expectaciones y asunciones.

Una manera didáctica de organizar los conceptos que hemos mencionado está en lo que el terapeuta Albert Ellis, denominó el ABC, de la Terapia Racional Emotiva. La letra A, es por la Activación de un evento; la B por la denominación en el idioma inglés de creencia (Belief) y la letra C, por la consecuencia o conducta, de la interacción entre la Activación (A) y la Creencia (C).

La Activación, puede ser que este sucediendo en el momento que se está activando todo el proceso, o ser parte de un suceso previo, o una fantasía, la Creencia (Belief), puede ser un pensamiento automático o creencias centrales o intermedias, mientras que la Consecuencia se debe a reacciones como conductas hostiles, sumisas, reacciones corporales como tensión muscular, etc.

En la TCC uno de los aspectos iniciales es el reconocimiento de las emociones, el identificarlas y medirlas. Esto aunque parezca fácil requiere cierto entrenamiento. Una vez detectada y medida, la emoción lleva a las pistas de que pensamiento estaba pasando en ese momento por mi mente. El análisis constante de este tipo de pensamientos nos llevará a detectar nuestras creencias centrales.

EXPONERSE UNA Y OTRA VEZ

EL NOMBRE DE LA ESCALERA A VENCER EN ANSIEDAD SOCIAL ES EXPONERSE-EXPONERSE-EXPONERSE

LA EXPOSICIÓN GRADUADA SIGNIFICA EXÁCTAMENTE ESO IR DE MENOS A MAS PERO NO DAR MARCHA ATRÁS.

TAREAS DE EXPOSICIÓN AL RIDÍCULO (CAERSE)

- Saludar en voz alta en el pasillo a un amigo.
- Interrumpir en una conversación a propósito
- Hacer una lista de conversaciones aburridas e implementarlas en el grupo.
- Pedir en un restaurante algo que no está en la carta.
- Llamar a alguien con el nombre equivocado a propósito.
- Aplicarse agua en la frente y axilas para simular sudoración
- Pagar en una tienda con muchas monedas.

HACER UNA LISTA DE SITUACIONES QUE EVITO Y QUE SON LOS PELDAÑOS DE UNA ESCALERA.

4. ENTRAR SOLA A UNA RESTAURANTE

5. PARTICIPAR CONTANDO UN CHISTE ENTRE UN GRUPO DE AMIGOS O FAMILIARES CONOCIDOS.

6. CONTESTAR A PREGUNTAS QUE HACE EL MAESTRO EN CLASES.

7. HABLAR CON CHICAS.

8. HABLAR CON EL CHICA QUE ME GUSTA

9. ACUDIR A UNA ENTREVISTA DE TRABAJO

10. HACER UNA PRESENTACIÓN FRENTE A MIS JEFES.

4. ENTRAR SOLA A UN RESTAURANTE

- DIVIDIR LA TAREA EN ETAPAS:
a. Ponerme una meta (por ejemplo sentarme en una mesa a desayunar).
b. Antes de ir al sitio, hacer los ejercicios de relajación isométrica y respiración, tratar de que mis niveles de ansiedad sean menores a 7.
c. Acudir al sitio (y regresar)
d. Revisar la carta o menú que colocan en la puerta (y regresar).
e. Acudir al sitio, e ingresar pidiendo permiso para ver si ya llegó la persona con la que supuestamente quedaste.
f. Sentarte a la mesa y ordenar tu desayuno.
REPETIR TODOS ESTOS PASOS HASTA QUE LOS NIVELES DE ANSIEDAD SEAN MENOS DE 5.

HABLAR CON CHICAS.

- Es decir con personas del género con el que te sientas atraída.
- Escoger un grupo en donde te sientas a gusto, por intereses académicos, laborales, de diversión, etc. Por ejemplo, ser turista en tu propia ciudad e ir en el Turi-bus.
- No pensar en que tienes que ser la mejor socialmente, pero si que estés presente en los comentarios.

CONTAR UN CHISTE O UNA HISTORIA CÓMICA

- No tienes que ser un comediante.
- Las mejores historias son aquellas que has vivido.
- Cuanta episodios cómicos de tu vida, que en el momento en que te ocurrieron te parecieron trágicos, pero que a la distancia te hacen reír.
- Hacer reír a los demás y llegar con una cara que demuestre un estado de ánimo positivo es el principal instrumento de interacción.

Exposición	¿A qué situación que te produce ansiedad social te enfrentas?: Contar un anécdota de mi vida
Predicción ansiosa	¿Qué es a lo que temes pueda suceder?: Que me ponga roja como manzana. Y que mis amigos que mejor me conocen se van a dar cuenta y se van a burlar de mi.
Metas perfeccionistas	¿cómo pienso puedo actuar correctamente en esa situación? Sin mostrar enrojecimiento, ni ningún dato de ansiedad
Zona de confort	¿Qué es lo que hago habitualmente, para evitar que aparezcan los signos de ansiedad? Utilizo maquillaje abundante, que me haga lucir mas pálida, tomo beta bloqueadores, una copita de tequila.
PENSAMIENTOS DISTORICIONADOS	_ Catastróficos: lo peor me va a ocurrir -- Descontar los aspectos positivos (no me veo asertiva) _ Centro de Atención _ Lector de mente _ Perfeccionismo social
PENSAMIENTOS ASERTIVOS	Todos las personas nos ponemos ansiosas al contar de nuestra vida; la gente no es socialmente perfecta.
METAS REALES	Desensibilizarme de la interacción social
Valores	Compartir con tus amigos, ser sincera, conocernos mejor

Retro alimentación de mi exposición

¿Cumplí mi meta de exposición?	Si, conté lo que me ocurrió en mi examen de manejo en Estados Unidos
¿Utilice algunas de mis estrategias de zona de seguridad?	Sólo me puse un poco de maquillaje pálido, y no me cubrí la cara con el cabello, ni permití que me vieran las manos.
¿cómo me siento respecto a mis valores personales?	Conté algo personal, que uno no se imagina le pueda ocurrir en un examen de manejo, ahora mis amigos me conocen un poco mejor.
¿cuál fu la reacción de tus amigos?	Si notaron que me puse un poco colorada, pero su reacción fue de amistad y comprensión
¿qué fue lo que aprendí de esta interacción?	Que a mis amigos no les importa que me sonroje de vez en cuando, y que en la medida que siga practicando voy a mejorar.

Levantar la mano en clases

Exposición	Levantar mi mano para responder a una pregunta en clase
Predicción ansiosa	Me voy a enrojecer y a tartamudear y la clase va a pensar que soy patético
Meta perfeccionista	Que los demás no vean que tengo miedo de levantar la mano y de equivocarme.
Zona de seguridad	Sentarme en la última fila, hacer como que tomo apuntes y no encarar al maestro. Levantarme al irme del salón y a solas preguntar mis dudas.
Distorsiones Cognitivas	_ Catastróficos: lo peor me va a ocurrir -- Descontar los aspectos positivos (no me veo asertiva) _ Centro de Atención _ Lector de mente _ Perfeccionismo social
Pensamientos asertivos	Si los chicos se burlan de mi eso habla más mal de ellos que de mi
Metas reales	Contestar en clase lo que se o preguntar lo que no me ha quedado claro
Valores	Participar en clase

PROBLEMAS PARA EXPONERSE

A. Sentirse mucho mas ansioso de lo esperado.

1- Es posible que estés en un escalón arriba de lo que puedes controlar

2- Si no hay un escalón abajo ya, debes de seleccionar una estrategia que te permita hacer la exposición planeada.

Hablar con un grupo de amigos

- Ella quiso exponerse con un grupo de conocidos pero no pudo avanzar.
- Cambiar la situación hacia gente con la que se sienta mas a gusto.
- Interactuar con dos o tres preguntas menos complicadas.
- Exponerse a un grupo de familiares.

ES PERFECTAMENTE NORMAL ESTAR ANSIOSO

SOLICITAR APOYO DE UN COACH

- El apoyo de un amigo o familiar es posible.
- Hay que informarle de la situación, explicando la meta que se quiere lograr.
- Esto es además un tipo de compromiso que uno hace con el coach.
- En uno momento de la exposición, cuando la ansiedad este controlada, se puede intentar sin la presencia del Coach o que este se encuentre a una cierta distancia o localizable.

2- Sigues teniendo ansiedad a pesar de múltiples exposiciones.

- Puede ser una de las experiencias mas frustrantes
- Algunas de los puntos que hay que revisar en ese momento son:
1. ¿Sigues teniendo una zona de seguridad y confort?
2. ¿Te sigues protegiendo de no caer en el ridículo?
3. ¿No ves las recompensas de lo que intentas hacer?

SI SIGUES HACIENDO EXPOSICIONES CON ESTAS TRES COSAS ES COMO SI NADARAS CON FLOTADORES.

3- Hacer las exposiciones y pensar que te salieron terribles.

- Esto ocurre cuando tu sientes que tus predicciones se cumplieron.
- ¿Estas usando el pensamiento catastrófico?

a. ¿De lo que ya hice, qué estuvo bien?

b. ¿Hacia cual de mis valores personales me he acercado?

c. ¿Estoy 100 % seguro de que mi pensamiento catastrófico es cierto?

¡LO MAS GRAVE DE TU EXPOSICIÓN ES QUE NO LA HAGAS!

TUS ERRORES TE HACEN MAS FUERTE

- "Si no te caes, es que nunca has andado en patineta."
- Al iniciar a caminar, nos caemos muchas, veces.
- Los bebés lloran si se golpean fuerte
- Lo que no hacen es sentirse avergonzados.
- PARA APRENDER A CAMINAR TIENES QUE SABER CAERTE.

DISTORSIONES COGNITIVAS (ERRORES DE PENSAMIENTO).

Cuando se hace la identificación de los pensamientos asociados a las emociones, y se analizan, nos damos cuenta que no siempre corresponden a un juicio correcto. Estos pensamientos distorsionados nos llevan a reacciones o conductas equivocadas o por lo menos exageradas. El terapeuta te ayudará a identificar esos errores de pensamiento, para que los cuestiones y propongas un tipo de pensamiento alternativo. Es importante que sepas que estas distorsiones cognitivas las tenemos todos, inclusive el terapeuta, y que la única diferencia es que él o ella sabe como lidiar con esos pensamientos. Estos errores del pensamiento son comunes a los seres humanos, pero las personas con ansiedad social, u otro tipo de alteraciones psiquiátricas los tienen más frecuentes y más intensos, en particular, se sienten de antemano ridiculos y desaprobados. No quiere decir con esto, que este tipo de pensamiento provoca la enfermedad, pero si favorece a su poca mejoría o que se estacione en una forma crónica.

Algunas de las distorsiones cognitivas se comentan a continuación:

Pensamiento "Todo o nada", también llamado pensamiento dicotómico. Es la evaluación que hace el paciente de lo que le sucede en sólo dos categorías: blanco o negro; bueno o malo; bonito o feo. Es un tipo de pensamiento absolutista y no permite estadios intermedios. Por ejemplo, una persona que falla en una materia en la escuela y piensa que él no es aplicado, mientras que los otros estudiantes que no reprueban si lo son, aún cuando algunos de ellos obtengan calificaciones muy bajas. Él es un mal estudiante, el resto de los chicos son buenos estudiantes.

Culparse, culpar a los demás y personalizar los errores. Este es un error de pensamiento, en el cual las personas se culpan por todo lo que se hace de manera equivocada. Esta persona busca deficiencias constantes en si mismo para explicar sus culpas. Una mujer puede sentir que las cosas no le salen bien por sus deficiencias, en alguna de sus características físicas, o puede culpar a los demás por su escaso desempeño laboral, o un hombre puede no hacerse responsable de su fracaso matrimonial y culpar a su esposa.

Catastrofización (Adivinador). Se refiere a una persona que predice el cómo le va ir a determinadas situaciones y esto resulta generalmente en un fracaso. "Para que me voy de viaje si de seg.uro algo me va a suceder que me lo arruine"

Razonamiento emocional. El sujeto hace razonamientos de un evento basado únicamente en sus emociones, sin contemplar que puede haber evidencias en contra de ese tipo de afirmaciones. Un paciente que está esperando en la sala de consulta, y si el doctor tiene que atender antes a otra persona grave, él se siente ofendido y se marcha Hay un sentimiento de rechazo.

Pensamiento rígido. La persona tiene una idea preconcebida de lo que es o debe de ser, cualquier actividad que se salga de ese margen es considerado equivocado. Tienen una baja tolerancia para desviaciones o situaciones que se salgan de la norma.

Abstracción selectiva o filtro del pensamiento. Se toma especial atención a detalles negativos, sin que sean considerados los positivos, o estos son minimizados. No se ve el todo del suceso, sino que se concentra exclusivamente en los datos negativos.

Descalificación. Este tipo de pensamiento ignora los aspectos previos positivos y solo son lo realzados los negativos. La mujer que hace el aseo en una oficina se ha esmerado siempre, pero un día se olvida de limpiar el baño, la jefa de ella, le dice que nunca hace nada bien

Generalizar en exceso. Una persona piensa que porque una vez le sucedió una mala experiencia, esta se va a repetir siempre. Esto consiste en hacer una generalización basándose en una experiencia. Una persona que no logra entrar la primera vez a una Universidad, piensa que de ahora en adelante no va a conseg.uir entrar a ninguna otra más.

Magnificación y minimización. Se aumentan los aspectos negativos y se minimizan los positivos, lo cual da una imagen resultante negativa.

Etiquetar. Se aplican calificativos denigrantes, es un extremo de la distorsión "todo o nada", se pueden hacer las etiquetas a otras personas o a la paciente misma

Brincar rápidamente a conclusiones. Se hace una calificación apresurada se una situación, sin tener todos los elementos a favor y en contra. Aquí puede darse la situación que la persona se sienta un "lector de mentes" e infiera lo que los demás piensen de él o ella. También puede ser en un extremo equivalente al pensamiento catastrófico.

Es común que los pacientes tenga grupos de "errores de pensamientos", más o menos característicos de cada persona. Por ejemplo Maximización y minimización; pensamiento rígido y "todo o nada". Otro paciente Descalificador, generalizador e Inferencias arbitrarias (brincar a conclusiones). Existe una especificidad del tipo de pacientes que van a tener diferentes estilos de pensamientos distorsionados, que se podría decir que es específico a los diferentes tipos de personalidad

DISTORCIONES MAS FRECUENTES EN ANSIEDAD SOCIAL

Pensamientos Catastróficos

"No te creas todo lo que piensas" En estado de ansiedad social, nuestros pensamientos pueden hacernos ver en un espejo como si fuera uno de los que se usan en las ferias, con una distorsión de imágenes. Algunas personas te pueden decir: "¿Qué es lo peor que te puede suceder?", sobre todo cuando estas a punto de exponerte a una situación que te genera ansiedad social. Sin embargo lo que tu te imagines como lo peor que te puede ocurrir, es solo tu versión, y está sesgada por tu miedo al ridículo.

Si una persona de tu escuela, que te invitó a salir, no se presenta, de seguro, pensaras que todos en tu grupo se van a reír de ti. Sin embargo, eso no ocurre, porque solo ustedes dos sabían de la cita.

Descontar los aspectos positivos (no ponerte estrellas en las cosas buenas que haces).

¿Cuándo te va bien en algo piensas que fue suerte?; Si alguien te felicita por una situación en especial ¿Piensas que solo quiere ser buena persona contigo? El no ver tus logros, hace que no desarrolle confianza en ti misma. Una persona con ansiedad social, a nivel de metáfora, solo ve las cosas a través de lentes grises o negros.

Etiquetas negativas

Esto es la cara opuesta de la anterior. Solo ves tus defectos y piensas cosas feas o apodos para lo que haces. No poder abrir la puerta de tu nuevo gimnasio no te hace tonto. Colocar objetos en sitios en donde no sabías que debían ir, tampoco te califica como estúpido. El perfeccionismo social es la sombra que persigue a la gente con ansiedad social. En realidad todo el tiempo cometemos errores o descortesías, y no nos damos cuenta. Pero para una persona con ansiedad social esto equivale a que se rían de ella o él.

Sentirse en el centro de atención

Esta sensación hace que los pacientes no acudan a lugares públicos, como plazas comerciales, o a espacios abiertos con personas. Las personas con ansiedad social tienen una excesiva conciencia de si mismos, que se distorsiona a menudo pensando que todo mundo los va a estar observando. Ellos evitan ir a sitios con espejos como los gimnasios, asistir a fiestas, jamás mencionarán cuando es su cumpleaños, o alguna situación de celebración colectiva. Pasar al pizarrón o a exponer en la clase, son situaciones que pueden desencadenar un ataque de pánico, aun cuando se sepan a la perfección lo que se va a exponer

Lectores de la mente (pero en el lado negativo)

En una serie de trabajos experimentales, se ha demostrado que ante una serie de caras, las personas con ansiedad social se confunden al asignarles valor positivo y negativo. Por ejemplo una cara feliz, seria valor positivo, y una enojada, valor negativo. Muchas caras neutras, sin expresión son calificadas como negativas por estos pacientes. Su teoría de la mente, ya mencionada en este libro, esta sesgada, con respecto a ellos mismos

Perfeccionismo Social

Para las personas con ansiedad social, solo hay dos tipos de personas: brillantes, populares, inteligentes o estúpidas y aburridas como ellos. Si tu idea de brillante es que todo mundo apruebe a una persona todo el tiempo, esto es un pensamiento de perfeccionismo social.

El perfeccionismo social no permite espacios para errores. ¿Un zapato diferente al otro? No utilizar los cubiertos en el orden establecido. El perfeccionismo social es el problema número uno en la ansiedad social, desde el punto de vista cognitivo. Algunas de estas afirmaciones son usadas por personas con ansiedad social

- Cuando cuento una broma, no les causa gracia
- Si no recuerdo una palabra o pronuncio mal las personas dirán que soy estúpida.
- Si asevero algo que resulta ser mentira, las personas me calificaran de mentirosa
- Si se me olvidan los nombres de las personas, van a pensar que no me importan.
- Si alguien critica mi ropa, dirán que tengo un gusto pésimo.
- Si se hace un silencio en el grupo en el que participo me siento angustiada, pienso que debe ser por mi culpa.

- Si expongo en clase y me pongo roja, tiemblo, y se me olvidan las cosas, las personas me calificarán mal y dirán que soy una burra.

Las personas que tienen este tipo de conductas afirmativas evitan situaciones parecidas, y se colocan en su zona de confort. Lo estándares de perfeccionismo social que se imponen estos pacientes son muy altos y fracasan.

La exposición a determinadas tareas que se evitan se debe de hacer con una metáfora como una escalera. Por ejemplo si quiero conocer a Gina, una chica de mi clase.
Saludar cuando la vea.
Sentarme junto a ella y conversar de la clase
Pedirle su teléfono para dudas de la clase
Enviarle un mensaje para hacer una tarea juntos
Hacer una cita con Gina

La velocidad de cada evento depende de las respuestas de Gina, pero lo interesante es que no se deje de intentar los primeros escalones de la escalera.

PERFECCIONISMO SOCIAL EN ANSIEDAD SOCIAL

¿QUÉ ESTABA PENSANDO?

Trata de recordar una situación que haya hecho sentir ansioso en la última semana.

SITUACIÓN	
PENSAMIENTO ANSIOSO	
DISTORSIÓN	Que tipo de distorsión de pensamiento fue la detectada: __ Pensamiento catastrófico (se asume lo peor) __Descontar lo positivo (Rehusar a tomar el crédito de lo que vales) __Etiquetar (ponerse una etiqueta negativa) __Lectura de la mente (tratar de adivinar lo que otros piensan negativamente de ti) __Perfeccionismo social (un estándar elevado en donde no se aceptan los errores)
SENTIMIENTO	
ACCIONES	
VALORES PERSONALES	

PERFECCIONISMO SOCIAL

OTRA FORMA DE PENSAMIENTO DISTORSIONADO

¿QUÉ TANTO BUSCO EL PERFECCIONISMO SOCIAL?
1 = en desacuerdo – 5= total acuerdo

- Cuando cuento un chiste este debe de ser graciosos para todos:
- Cuando no encuentro la palabra adecuada la gente piensa que hay algo malo en mi.
- Si comento algo que después resulta estar equivocado las personas van a pensar que soy estúpido.
- Si me olvido de los nombres de las personas, van a pensar que no me importan.
- Si alguien critica lo que visto, tengo mal gusto en la ropa que uso.

¿QUÉ TANTO BUSCO EL PERFECCIONISMO SOCIAL?
1 = en desacuerdo – 5= total acuerdo

- El que las personas hagan silencios cuando están en grupo no ocurre normalmente.
- Si yo digo algo que las personas toman de otra manera soy insensible a ciertos comentarios.
- Cuando hago una presentación oral, debo de estar relajado
- Si luzco nervioso, por ejemplo sudando, temblando o enrojecimiento facial los demás piensan que soy débil

Las personas con perfeccionismo social, perciben a los demás como perfectos

- **Observar cuidadosamente a los demás detectando fallas.**
- **Observar programas de TV del tipo mesas redondas o "realities", detectando fallas, y evaluando si esto afecta a quienes se equivocaron.**
- **Observar programas cómicos y ver que los chistes se hacen de las equivocaciones o errores que se hacen de manera intencionada.**

VALORES PERSONALES

- ¿Qué valores son importantes para ti?
- ¿Nunca hacer errores?
- ¿Caerle bien a todo mundo?
- ¿nunca ser rechazados?
- Estos son valores poco prácticos de gente con perfeccionismo social...

Valores sociales verdaderos.

- Agradable y espontáneo.
- Respetuoso
- Honesto
- Confiable
- Hace su mejor esfuerzo
- Se disculpa cuando se equivoca.
- Solidario
- Es él mismo.

USANDO LA IMAGINACIÓN PARA EXPONERNOS

- Imaginemos que es su fiesta de cumpleaños, cuando cumplieron 15 años, a los 20 años, a los 30 años, etc..
- Están sus seres queridos (familiares y amigos).
- ¿qué frases les gustaría oír de ellos en esa ocasión?
- TUS VALORES SON LA BRÚJULA DE TU VIDA

LO QUE ESTÁBAMOS PENSANDO DETERMINA LO QUE SENTIMOS.

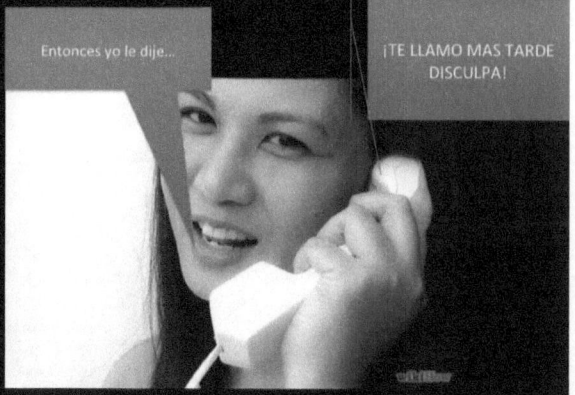

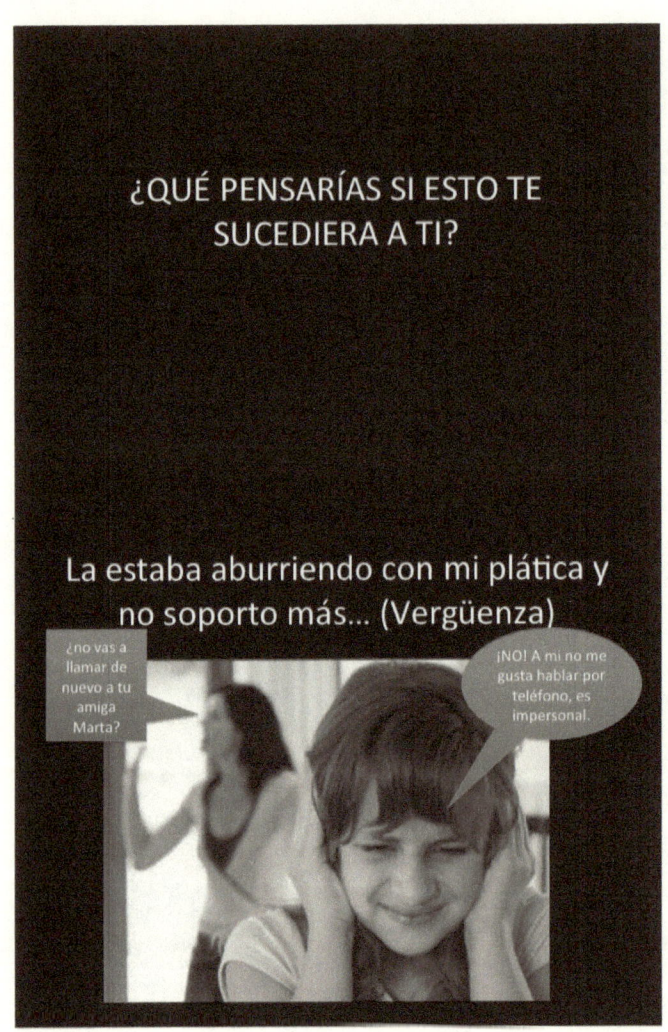

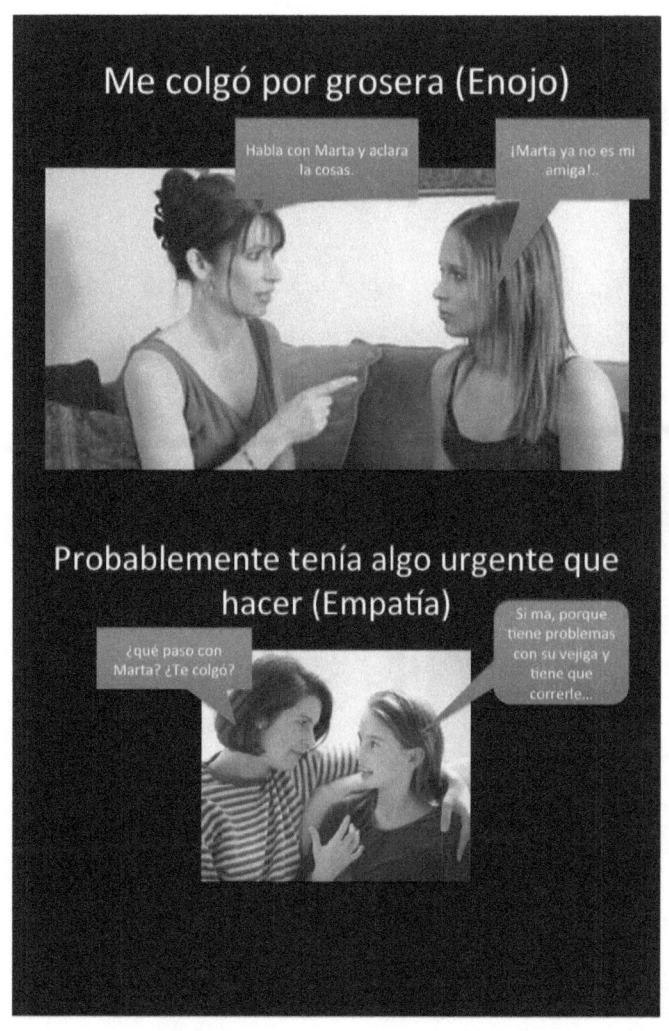

Formas de evaluar un pensamiento y sus distorsiones

- Es un ejercicio que se hace después de la acción experimentada y en función de la emoción registrada.
- ¿por qué me sentí avergonzada?
- ¿qué estaba pensando?
- ¿En donde y con quien me encontraba?
- ¿qué respuesta me di para bajar mi malestar?

ELISA ESTÁ COMIENDO EN LA CAFETERÍA SOLA, CUANDO UN GRUPO DE COMPAÑEROS DE CLASE LLEGARON...

Pensamiento ansioso	Distorsión	Sentimiento	Acción	Valores que se evitan.
Me van a ver comer	Centro de atención	autoconciencia	Detenerme de comer.	Evitación
Les voy a producir asco	Etiquetar de manera equivocada	vergüenza	Evitar cualquier situación social semejante	Evitación

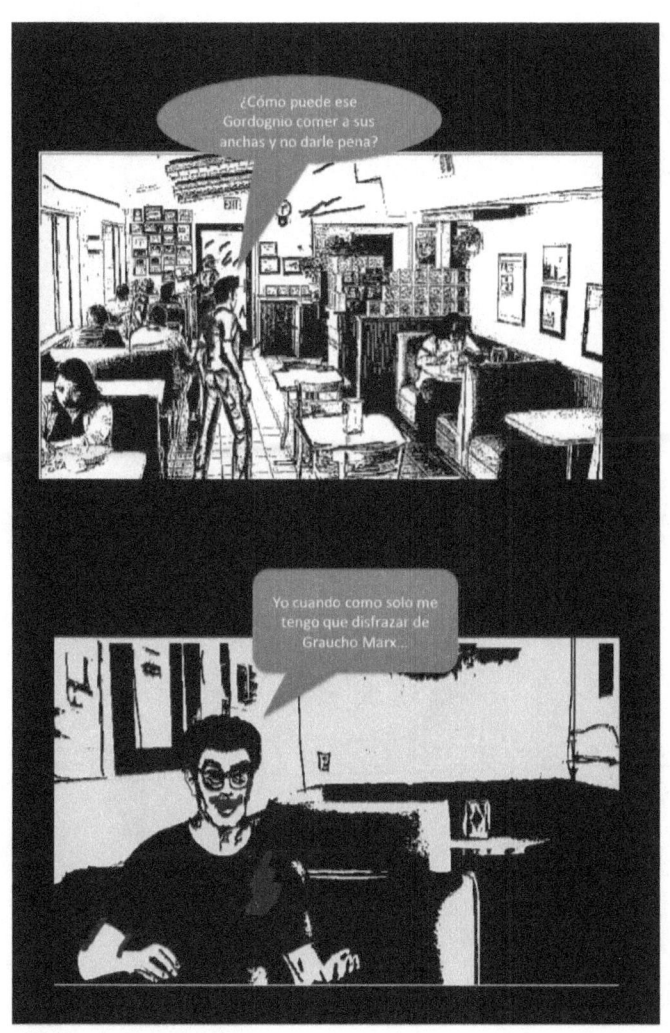

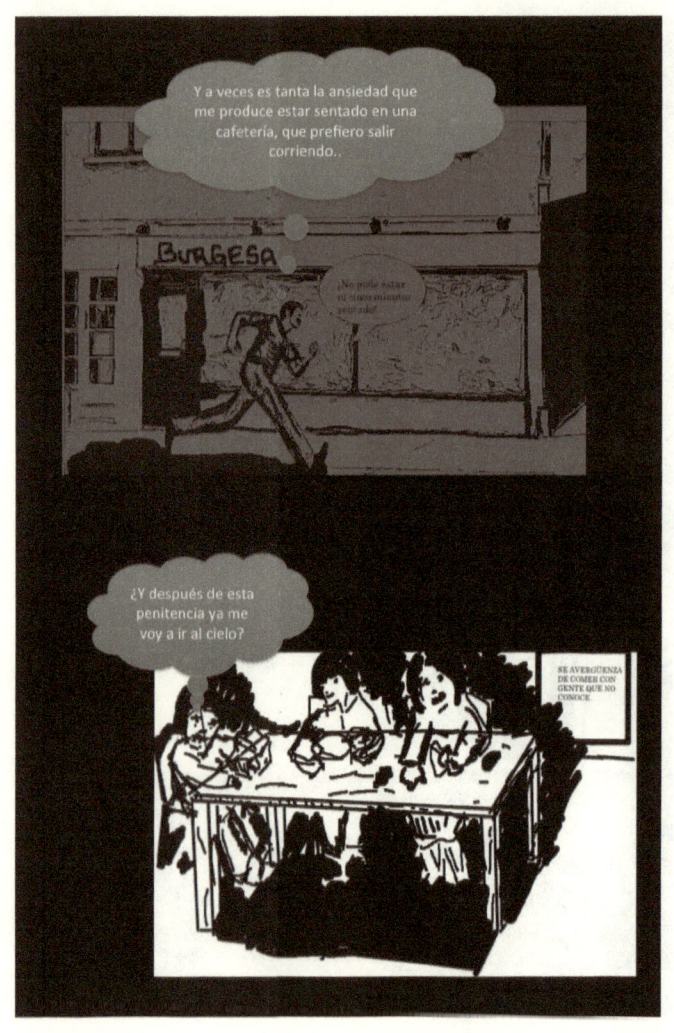

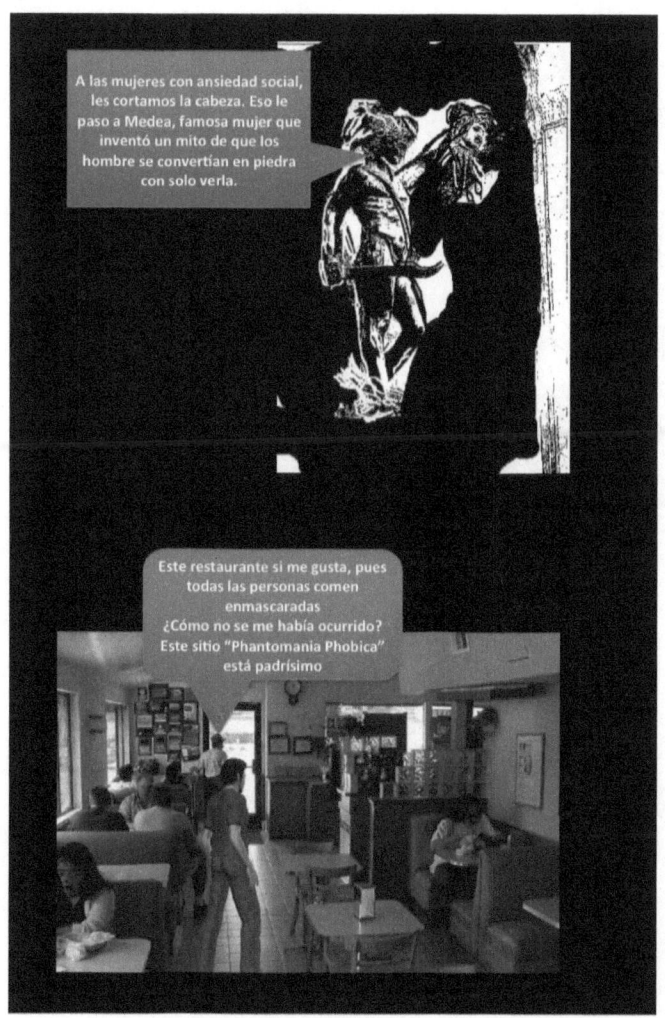

Leonor está con dos amigos que hablan de cine y ella piensa que es aburrida y que no tiene que opinar.

Pensamiento ansioso	Distorsión	Sentimiento	Acción	Valores transgredidos.
No tengo nada que decir	Perfeccionismo social	autoconciencia	Congelamiento	Evitación
Ellos notan que estoy quieta sin opinar.	Leer la mente de otros Ser el centro de atención	vergüenza	Silenciosa	Evitación

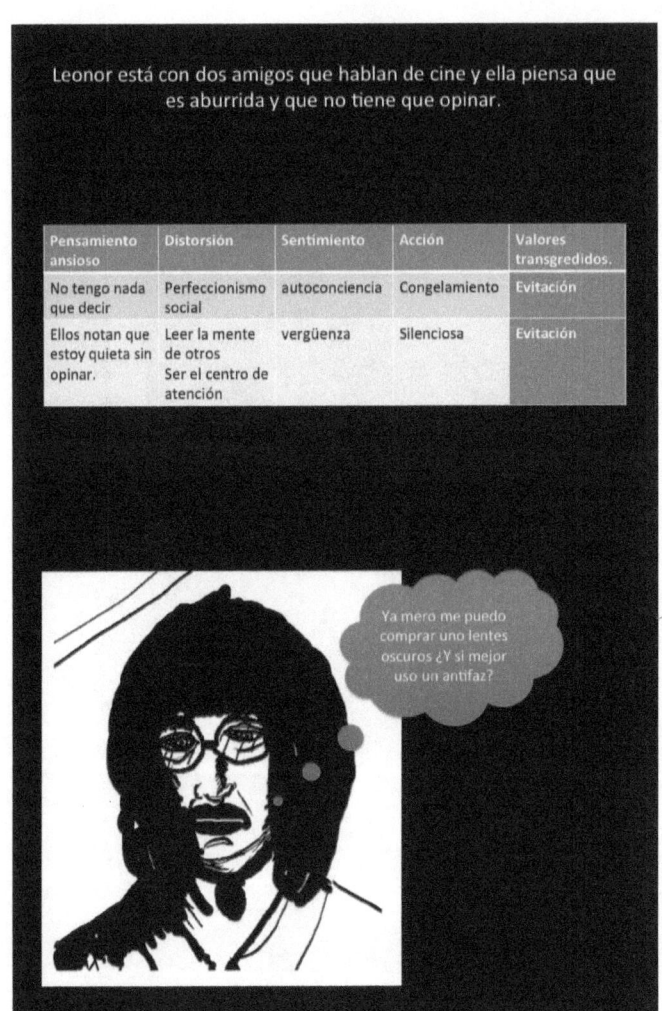

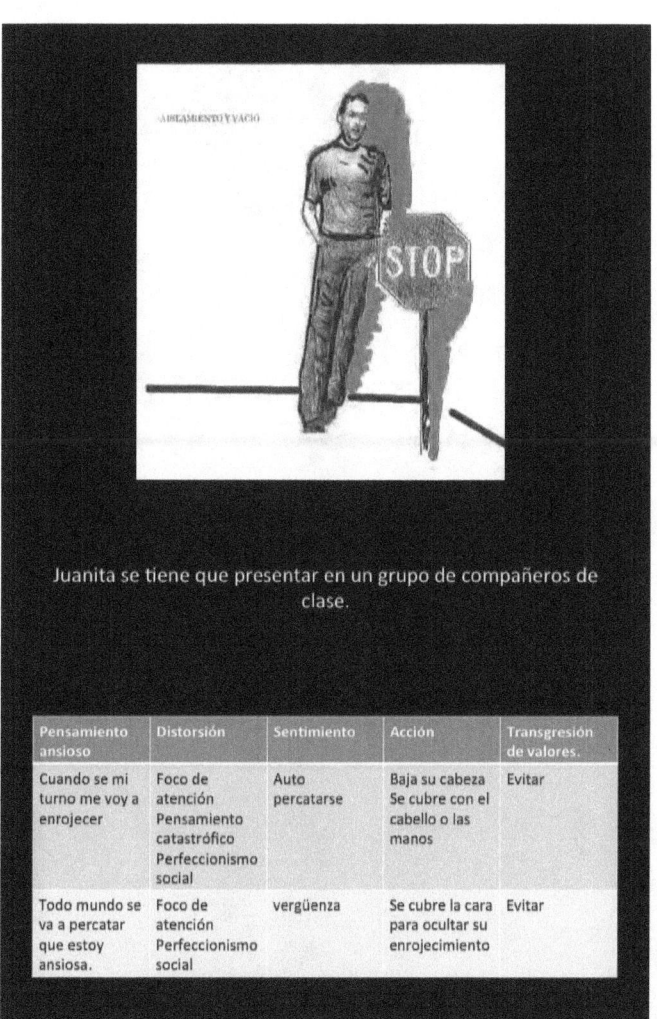

Juanita se tiene que presentar en un grupo de compañeros de clase.

Pensamiento ansioso	Distorsión	Sentimiento	Acción	Transgresión de valores.
Cuando se mi turno me voy a enrojecer	Foco de atención Pensamiento catastrófico Perfeccionismo social	Auto percatarse	Baja su cabeza Se cubre con el cabello o las manos	Evitar
Todo mundo se va a percatar que estoy ansiosa.	Foco de atención Perfeccionismo social	vergüenza	Se cubre la cara para ocultar su enrojecimiento	Evitar

Auto-calificaciones frecuentes en personas con fobia social y distorsiones.

- **CALIFICATIVOS**
- Patético
- Estúpido
- Defectuoso
- Incompetente
- Aburrido
- Perdedor
- Enfermo mental

- **DISTORSIONES**
- Observado por todos
- Autoconciencia
- Lectura de la mente
- Etiquetación
- Perfección social
- Pensamiento catastrófico.

Trata de recordar una situación que haya hecho sentir ansioso en la última semana.

SITUACIÓN	
PENSAMIENTO ANSIOSO	
DISTORSIÓN	Que tipo de distorsión de pensamiento fue la detectada: __ Pensamiento catastrófico (se asume lo peor) __Descontar lo positivo (Rehusar a tomar el crédito de lo que vales) __Etiquetar (ponerse una etiqueta negativa) __Lectura de la mente (tratar de adivinar lo que otros piensan negativamente de tí) __Perfeccionismo social (un estándar elevado en donde no se aceptan los errores)
SENTIMIENTO	
ACCIONES	
VALORES PERSONALES	

OK YA ME QUEDÓ CLARO LO QUE EL PENSAMIENTO DISTORSIONADO ES ...

¿CÓMO LE HAGO PARA DEJAR DE PENSAR

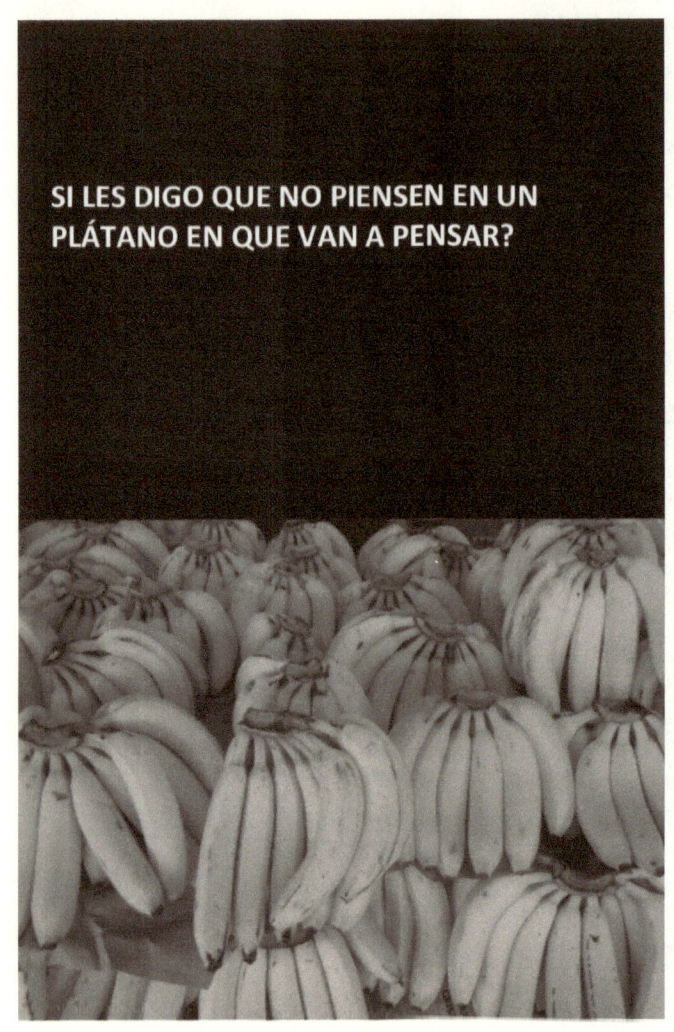

LA ESRATEGIA NO VA POR AHÍ

- Lo que funciona es enfrentar el pensamiento distorsionado.
- Cuestionar su validez
- Crear un pensamiento alternativo.

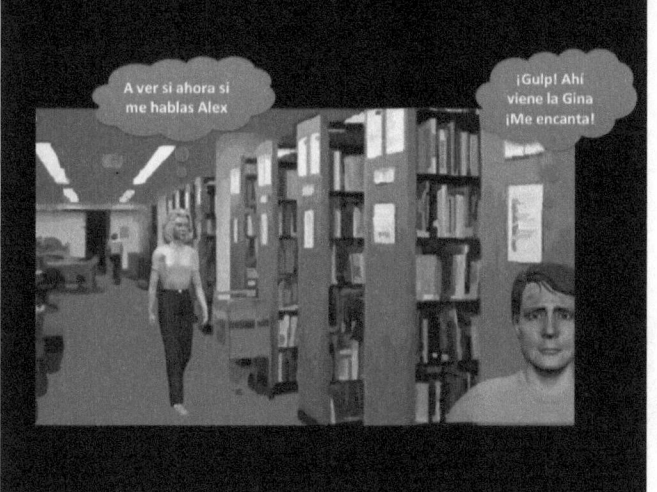

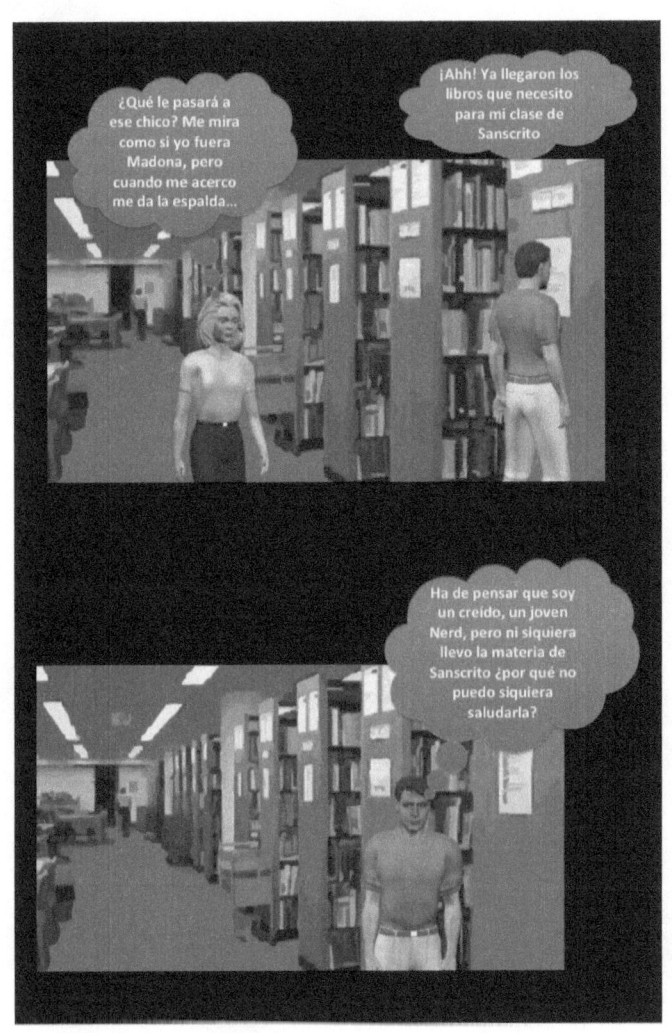

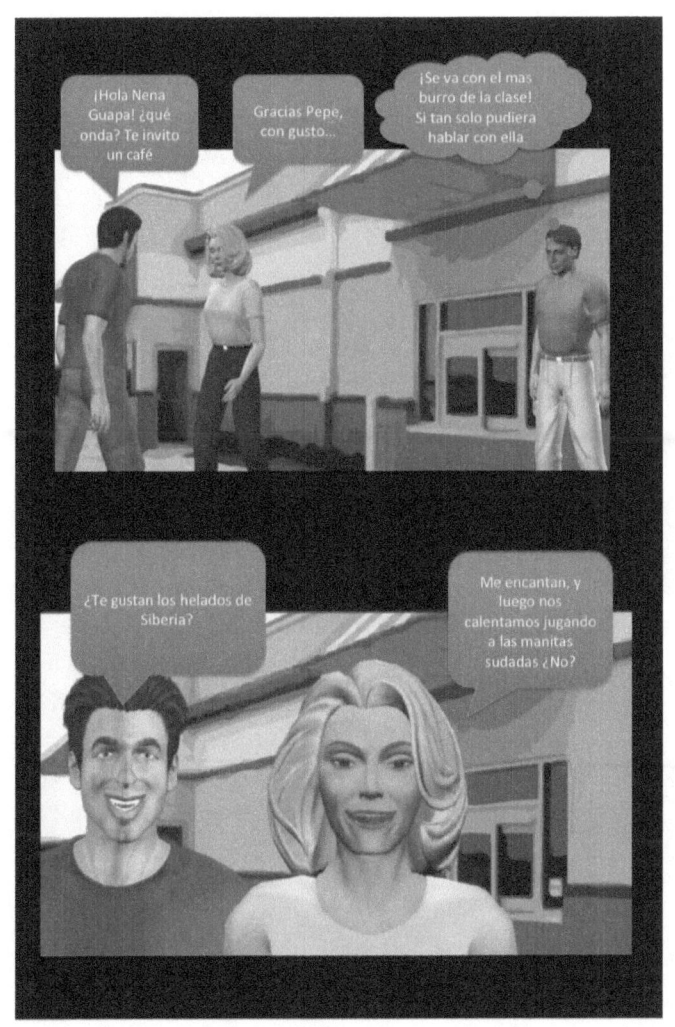

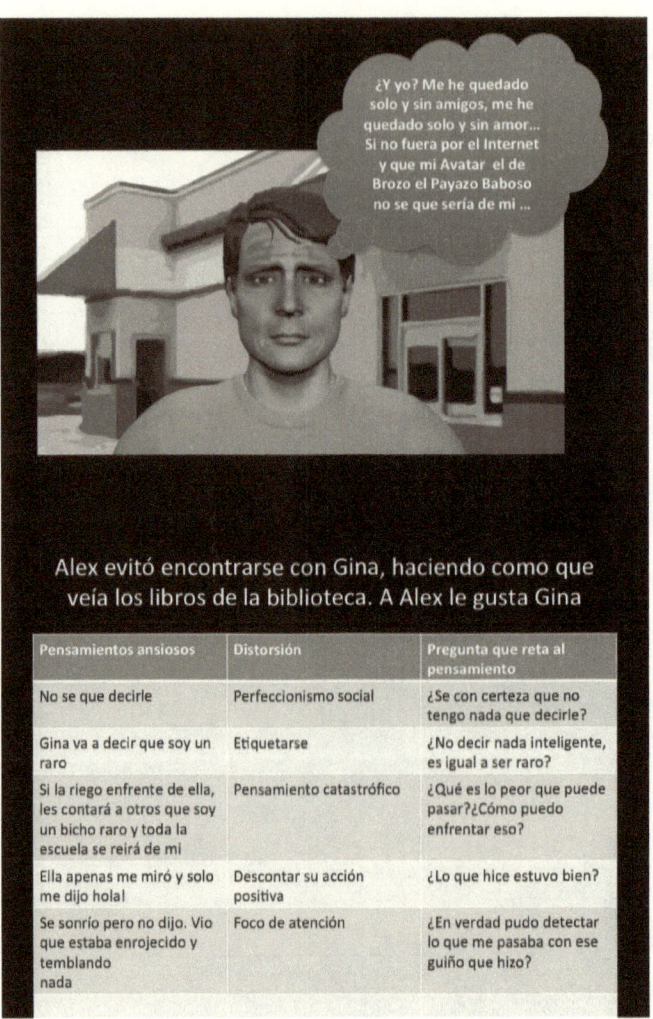

Alex evitó encontrarse con Gina, haciendo como que veía los libros de la biblioteca. A Alex le gusta Gina

Pensamientos ansiosos	Distorsión	Pregunta que reta al pensamiento
No se que decirle	Perfeccionismo social	¿Se con certeza que no tengo nada que decirle?
Gina va a decir que soy un raro	Etiquetarse	¿No decir nada inteligente, es igual a ser raro?
Si la riego enfrente de ella, les contará a otros que soy un bicho raro y toda la escuela se reirá de mi	Pensamiento catastrófico	¿Qué es lo peor que puede pasar? ¿Cómo puedo enfrentar eso?
Ella apenas me miró y solo me dijo hola!	Descontar su acción positiva	¿Lo que hice estuvo bien?
Se sonrió pero no dijo. Vio que estaba enrojecido y temblando nada	Foco de atención	¿En verdad pudo detectar lo que me pasaba con ese guiño que hizo?

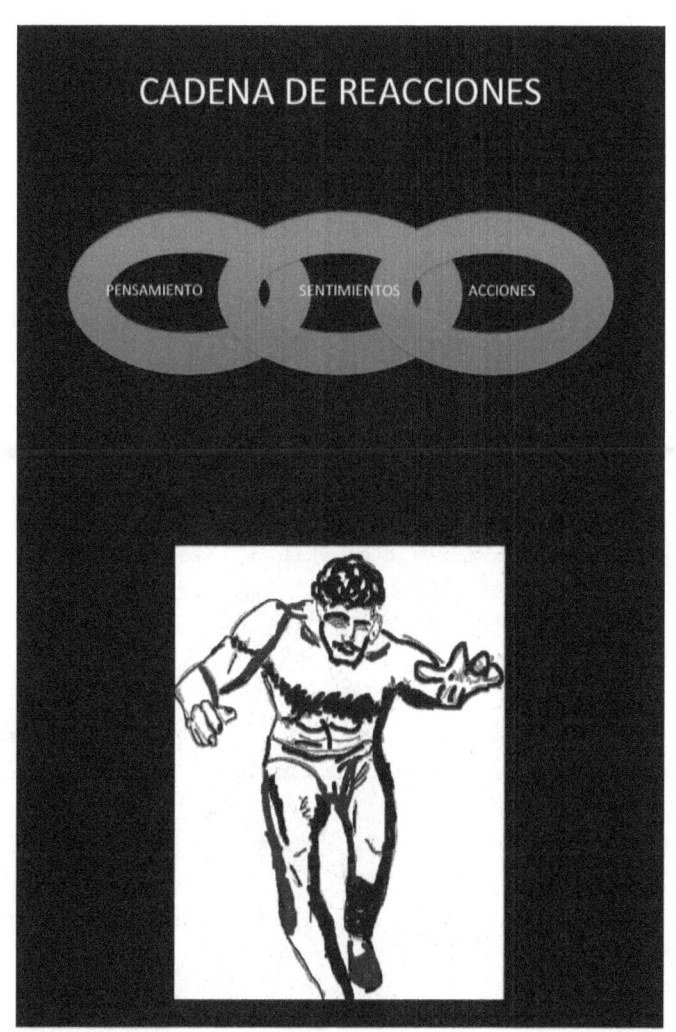

EL CINE COMO VENTANA DE LA ANSIEDAD SOCIAL.

El tener ansiedad social no es una piedra de molino que hay que cargar y que lastra a las personas que la padecen. En el momento que un paciente se percata de que no es una forma de personalidad, sino una exageración de un mecanismo de protección que llamamos ansiedad, pero dirigido hacia las personas que lo rodean, el vector con el que mido hacia los demás empieza a cambiar.

Las limitaciones a la que se tienen que enfrentar este tipo de pacientes que no se tratan es uno de los factores que como en la esquizofrenia van lastrando a las personas y se habla de "una decantamiento social", al tener menos capacidades de protestar, de poner límites, su vida está llena de puntos vulnerables.

La escritora austríaca Elfriede Jelinek, Nobel de Literatura 2004, envió un video a Estocolmo para que sea proyectado en su ausencia durante la entrega del premio, y ahora su mayor ambición es "recuperar la tranquilidad".

"Grabé mi discurso de aceptación (del premio) en Viena la semana pasada", declaró a la AFP en la capital austríaca. "Lo hice con la televisión sueca y el video será proyectado en Estocolmo" el 10 de diciembre, agregó Jelinek, de 58 años. "Tuve que hacerlo porque no podré viajar a Suecia a causa de mi "fobia social". No soporto las multitudes", explicó.

Otras celebridades como Kim Basinger, Woody Allen, Johnny Deep, tampien tienen antecedentes de ansiedad social. Woody Allen, por ejemplo escribía monólogos cómicos, y en su opinión, quienes los interpretaban lo hacian tan mal, que una ocasión decidió hacer él mismo el monólogo. Tembó, vomitó, se congeló en escena, pero a fuerza de intentarlo una y otras vez logró hacerlo y quizás cinco segundos antes de salir a escena le asalta la ansiedad, pero ya sabe que la puede vencer.

MORS ELLING (2004) (DIR. EVA ISAKSEN)

"¡Lo diferentes que son las personas!, algunas esquían solas en el polo sur y yo necesito reunir todo el valor que pueda para cruzar el comedor de un restaurante... Esto debe ser lo que llaman ensanchar límites."

La película noruega del 2004 refleja el ejercicio de reaprendizaje y autosuperación que tienen que llevar a cabo dos personas tras la salida del psiquiátrico en el que estaban internos. Elling se nos presenta como un hombre sobreprotegido por su madre, y que ahora observa la vida y su interacción con ella como algo de lo que tiene que protegerse. Y con todo ello, nuestro personaje tendrá que compartir apartamento con otro compañero, Kjell Bjarme, un grandullón obsesionado con la comida y el sexo.

Entre los dos surge una relación muy interesante con la que empezarán a aprender a insertarse en la sociedad y conseguir experimentar vivencias cotidianas. A través de la comedia, en la historia quedan patentes el miedo a la crítica, la desaprobación, el temor extremo al rechazo o a ser avergonzado, y esa impresión de ser poco interesantes a los ojos de los demás que hace que nos sintamos inferiores a ellos y que provoque en nosotros esas vivencias de ansiedad, ganas de evitar o la necesidad de permanecer en la sensación de seguridad.

"EL DISCURSO DEL REY" (2010)
Dir. Tom Hooper

Este conocido film retrata la vida íntima de Jorge VI de Inglaterra. Nuestro personaje, encarnado por Colin Firth, ya de príncipe desconfía de sí mismo, se siente bloqueado, incapaz de hacer frente a la exigencia y contentar esa imagen que se espera de él a causa de la tartamudez o disfemia que le aqueja. Apoyado por el impulso que ejerce en él su esposa Isabel, busca ayuda sin éxito en profesionales para corregirlo, hasta dar con un logopeda llamado Lionel Logue que desarrolla con él técnicas poco ortodoxas.

El camino que establecen los dos personajes será un viaje por la frustración que supone creerse un ser erróneo, las ganas de trabajar con uno mismo, el valor y la perseverancia, la constancia, y lo que simboliza un proceso terapéutico (inclusive recaídas).

En el momento de ascender al trono, Europa pasa por una época convulsa y el país se encuentra al borde de la guerra, el pueblo necesita desesperadamente un líder. Es en este momento cuando queda representado el miedo a creer estar jugando un papel que no le corresponde, en definitiva, un viaje por el temor y bloqueo que supone en las personas la asunción de nuevas responsabilidades, y cómo mermamos o ampliamos nuestros roles en base a determinadas creencias.

ZELIG 1983 (Dir. Woody Allen)

Otra película sobre fobia social. Mientras que las demostraciones y fiestas mantienen ricos y divertidos a su hermana y al amante, Zelig lleva una existencia... inexistente. Carente de personalidad y con sus cualidades humanas perdidas en la vorágine de la vida, se siente solo, mirando fijamente al espacio, como si fuera un cero a la izquierda o un fenómeno actuando. Él, que no quería sino acomodarse, pertenecer, ser ignorado por sus enemigos y ser amado... ni está acomodado, ni pertenece; sus enemigos lo vigilan y nadie se preocupa por él.

Woody Allen con esta película nos sumerge en la época del charlestón de la América de finales de los años 20, en la que en un principio lo único que sabemos de Zelig es que es un hombre que, a falta del afecto de su familia se termina reinventando en una persona que se sabe adaptar allá donde vaya y con quiénes esté, preservando su anonimato dentro de la multitud. Es un camaleón que cumple el deseo íntimo de toda persona con fobia social: conseguir ser aquel que se desea ser en cada momento con el objetivo de ser aceptado socialmente.

El director, en su característico humor, a lo largo del film nos presenta un personaje reservado, atormentado y perdido que termina sometiéndose a una terapia en la que trabajar la búsqueda de su propia identidad, hasta entonces negada y sometida a la asunción de otras personalidades. Un repaso por los mecanismos defensivos que en ocasiones podemos desarrollar ante las adversidades del pasado, y la importancia del reconocimiento y expresión de emociones para conocerse a sí mismo y ser conocido por los demás.

LARS Y UNA CHICA DE VERDAD
(2007) Dir: Craig Gillespie.

Esta película intimista estadounidense nos muestra cómo ante sensaciones de completa soledad podemos llegar a recluirnos en nosotros mismos. Lars es un chico reservado que vive con su hermano y la mujer de éste, no se muestra muy hablador y evita profundamente el contacto con lo ajeno. Encerrando sus emociones, evita hablar, que le hablen, tocar, que lo toquen... evita expresarse y contactarse con los de afuera.
En ocasiones evitamos acercarnos a los demás por el miedo al juicio, al conflicto o a sentirnos atrapados de tener que ser de una determinada manera, así que a Lars se le ocurre una solución para poder contactar sin temor; un día aparece en su casa un envío a domicilio, es la persona perfecta, una muñeca hinchable llamada Bianca, con la que establecerá una relación de pareja. Lo que en principio parece un gesto enajenado o un delirio (como se define en la película), será una forma de contacto, reconocimiento, integración y expresión de sus propias inquietudes y emociones.

Y es que refleja una importante enseñanza: las etiquetas no nos definen, no somos de una determinada manera, por el contrario, nos relacionamos con el mundo como hemos aprendido, en ocasiones desde el miedo a descubrirnos a nosotros mismos y a ser vistos por los demás. ¿Nos aferramos al miedo o deseamos desear por encima de él?

TÍMIDOS ANÓNIMOS (Ojala y no nos pase nada). (2010) Dir: Jean Pierre Améris

Otra pelicula sobre fobia social. El temor a la presencia, a la intimidad. Esta película francesa del 2010 en clave de humor nos habla de ese temor a encontrarse desnudo, tanto en sentido literal como figurado, que surge ante la posibilidad de establecer una relación de pareja.
Pese al título escogido, nuestros protagonistas no son tímidos sino que son personas que viven en una tensión casi permanente, divididas entre un deseo muy fuerte de amar, de trabajar, de existir, y algo que las retiene y las bloquea siempre, algo que se vive muy diferente de la timidez. Están llenas de energía y no están deprimidas ni son depresivas, simplemente están dispuestas a lo que sea para evitar lo que les da miedo.
Cambiarnos de camisa por temor a que nos vean sudando o prepararnos tarjetas con

preguntas que hacer al otro por el pánico que nos reporta la idea de un vacío o silencio en la conversaciónson alguna de las estrategias que, producto de la angustia, se reflejan en el largometraje; estrategias que por otro lado les llevará a situaciones enredadas y cómicas.

MONSIEUR HIRE (1989, Dir. Patrice Laconte).

Es este, quizás el filme que mejor describe lal condición de la aniedad social, desde la perspectiva de quien la padece. Un sastre enamorado.

Se ha mencionado que Patrice Laconte es el mejor ejemplo de un cine estereotipado en Francia, "El cine de autor" del país en que nació dicha categoría artística. Pero yo estoy en completo desacuerdo. El hombre y los sentimientos con sus variaciones pequeñas y suaves que son la para el director su principal característica. La pregunta central de Patrice Laconte es: ¿Cómo es ser un hombre en nuestras sociedades occidentales? Por supuesto, como el hombre mismo, siempre hay un sesgo, pero también es parte del juego. Un hombre que es una sombra, odiado sólo porque es una persona solitaria, perseguido por un detective por serle sospechoso del asesinato de una joven mujer, acontecido por cierto alrededor del área en donde vive el sastre. Así, Monsieur Hire es el número uno en la lista de sospechosos para la comunidad con los que interactúa, y apenas, cuando lo hace, es para defenderse de aquellos que lo atacan. Él es un sastre de origen judío (su abuelo y su padre se cambiaron el nombre de Horrowitz de alquiler). Eso podría implicar otro motivo para estar fuera de lugar, como, ¿por qué le tiene miedo de que lo rodeen? (El antisemitismo francés era común en las ciudades pequeñas). Era cliente frecuente de prostitutas locales, pero pronto descubrió que no quería hacerlo más, no quería estar con una mujer en esas condiciones. Se dio cuenta, a través de su ventana, de que ahí vive una hermosa mujer, Alice (Sandrine Bonnaire), de la cual se enamora platónicamente, como cualquier persona tímida, pero la idealización del "amor", y de su amada, se convierte en la norma moral. Lo anterior es lo que suele presentarse en los poemas de romance a principios de la Provenza francesa en la que enamorarse de otra persona es una institución sólo por amor (como un dios mitológico). Es entonces cuando nos encontramos con otro tema en común en las películas de Patrice Laconte: "El amor", como la sensación que cataliza lo que ya somos: ¡Nada más que por fortuna! Esto ocurre, incluso en otra de las películas de Laconte: "El hombre en el tren" (2002), donde dos hombres, el poeta y el gánster, sienten amor y la nostalgia por la vida de cada uno. El poeta (Jean Rochefort) por ser un ladrón, y el ladrón (Johnny Hollyday), por vivir en una casa burguesa cercana al museo, siendo la misma mansión un museo. Monsieur Hire es una prueba más de que el amor no basta, que un amor unilateral lo complica todo. Porque la mujer de alquiler es sincera, cariñosa, sentimental, y con una casa propia en Suiza, que se pone en pie. Si le parece el resultado en muchos aspectos de la evolución de los parientes humanos, acerca de las características del hombre, humanizada de las mujeres, aunque eso no siempre es el valor de algunas mujeres, cegado por otro hombre.

THE READER (El lector) (2008)
Dir: Stephen Daldry

Una historia que puede ser vista de manera simple y que, sin embargo, sólo el cine, al moverse a lo largo del tiempo, hacia adelante y atrás, nos da una visión del cataclismo. Michael Berg (Ralph Fienes) enferma de regreso a la escuela, se tiene que bajar del transporte en un día lluvioso, llora, arqueado, se detiene en el quicio de una puerta y vomita. Michael tiene 16 años, y una mujer lo auxilia, Hanna Smith (Kate Winslet). El malestar lleva al chico a lo inesperado, pues conoce a esa mujer. La enfermedad que se le diagnostica es "fiebre escolar", una combinación de ansiedad, baja de defensas y de timidez.

Después de unas semanas de enfermedad y convalecencia, la madre del muchacho que sabe de la buena acción de Hanna, sugiere al chico que le agradezca con unas flores. Esa nueva visita inicia una relación del todo improbable, pero tan común en occidente, en donde el sexo esta connotado en exceso, que cualquier desliz momentáneo de la norma es magnificado.

La película no es una versión de la "Lolita" (Novokov, Stanley Kubrick) pero en género masculino, es un drama de dos caracteres tan disímiles que, en otras circunstancias, fuera de las que se dieron, no hubieran sido factibles. Además está la lectura, Michael le lee novelas, y con esto él ejerce un medio de comunicación e incomunicación. No sabe mucho de ella, pero tampoco se cuestiona mucho. Él no sólo es tímido, también es inteligente, sensible, como ella. Hanna se conmueve, se enoja, ríe, llora en las narraciones. El leer era par ella, la principal diversión en su vida ardua y monótona en el transporte público de Berlín, antes de la segunda guerra mundial.

El chico toma las cosas más en serio de lo que Hanna esperaba, y se vuelve posesivo, celoso. Al final ella opta por alejarse sin avisar al chaval. Adrzej Wajda hizo alguna vez una película sobre la experiencia del abandono a los hombres Sin anestesia (1978). De esta forma Michael regresa a la casa familiar.

Pasan los años, y al estar cursando la Universidad la carrera de derecho, el Profesor Rhol (Bruno Ganz), lo lleva a ver un juicio de unas celadoras del campo de concentración nazi. Las acusadas todas, menos Hanna, sabían de lo que se trataba. Pero para Hanna, la orgullosa celadora, todo se reducía a cumplir su deber. Hay un retrato psicológico impecable de una mujer analfabeta, pero al mismo tiempo monolíticamente orgullosa. Las otras mujeres saben de esas dos características y la llevan a una trampa: Hanna fue la que redactó un documento clave en el juicio. Para poder estar seguros que la letra del documento es de Hanna se le solicita escriba en un bloc. Michael que está en las gradas, y nosotros los espectadores sabemos que tiene que decir la verdad, esto es, que ella no pudo escribir el documento porque no sabe leer ni escribir; pero ella prefiere cargar con una condena de Cadena Perpetua a declararse analfabeta. Es en ese momento que la película presenta el verdadero conflicto de los dos personajes. Michael puede presionarla a ella, y de hecho pide una visita en la cárcel, pero al final, ya dentro de la prisión se retira sin verla, ¿por qué? Las posibilidades incluyentes son tantas, que en ese sentido los espectadores podemos añadir las propias: por que él es tímido, por que se desquita del dolor que ella le infringió, porque ella no va aceptar que se haga público su analfabetismo o muchas otras posibilidades. Los dos personajes quedan atrapados en su silencio, y Michael, nuevamente, decide hacer lo que ella no puede, esto es leerle y mandarle audio casetes. El silencio y sus consecuencias devastadoras, es mostrado en un nivel letal. Es posible que esta película no gane, pero lo que ve uno es cine y un homenaje de este medio al valor de la lectura como un elemento primario en el arte narrativo, del cual forma parte el cine.

HENRY DARGER Y EL DOCUMENTAL IN THE REALMS OF THE UNREAL (En el ámbito de lo irreal)
Documenta de Jessica Yu (2004)

Un niño mutante, al parecer con el síndrome de Asperger (Tipo de autismo tardío) también pudo ser alguien de otro planeta o un ser sencillo, con una forma diferente de ver el mundo porque a él le tocó la vida áspera, llena de soledad y la marginalidad. Los seres humanos solemos decir que el vecino es aislado, pero cuando vemos que siempre tiene la puerta abierta y nosotros no entramos se nos complica un poco el razonamiento. Ser extraño, diferente, raro debería ser una alternativa, pero el entumecimiento confortable, como dicen los Pink Floyd, los margina sin un sentimiento de inutilidad.

Henry Darger nació en abril de 1892, se dijo que en Brasil o en Alemania, lo cierto es que nació en las cercanías de Chicago, USA. Apenas tenía cuatro años cuando su madre murió al dar a luz a su hermana, a quien no volvió a ver, ya que fue dada en adopción. Por un tiempo vivió con el padre, un sastre que enfermó, y por tal motivo fue llevado a un convento agustino en donde murió en 1905. El aún niño Darger, es llevado a un hospicio de monjas católicas, al poco tiempo lo trasladan a la enfermería y le dicen que tiene el corazón fuera de su sitio habitual. Hay quien dice que el pequeño Darger estaba siendo molestado sexualmente en aquel convento o incluso que se masturbaba en exceso, así que es internado en un hospital psiquiátrico infantil, entre otras motivos, por escuchar ruidos extraños que se han comparado con el síndrome de la Tourette, en donde el enfermo oye ruidos extraños, presenta tics nerviosos que pueden ser verbales como insultos inmotivados (coprolalia). En 1930 Darger se ubica en el segundo piso del edificio localizado en Chicago's North Side, 851 W. Webster Avenue, en la sección del Lincoln Park de la De Paul University, pero aún en el campus. En ese mismo lugar vivió por 40 años, en silencio, trabajando como el intendente. Al morir a los 82 años, pareciera que dejó una de las novelas ilustradas más voluminosa, en total 15 000 páginas con ilustraciones de siete niñas, de batallas, personajes fantásticos, ritos, himnos, cánticos y fiestas. Darger era un personaje aislado ciertamente, pero no solo, porque vivía en una fantasía perenne, donde las niñas tienen penes pequeños, los soldados usan birretes y los niños y niñas son esclavos de los adultos despiadados. Al morir Darger, la dueña de la casa que rentó por 40 años, descubrió todo ese material, que ahora está en las galerías de arte del mundo, sobre todo de Chicago. Henry Darger puede ser considerado uno de los genios que se conformó con generar arte para su entretenimiento y hacer más soportable el silencio.

PUNTOS BÁSICO PARA CONSIDERAR EN ANSIEDAD SOCIAL ANTES DE IRSE

- Es un trastorno de exageración de un proceso fisiológico normal que se llama ansiedad.
- En este caso es tener ansiedad hacia la crítica de otras personas y hacer el ridículo.
- Es hereditaria y aprendida, la segunda parte implica que se pueden crear nuevos aprendizajes para lidiar con el problema. La primera que hay una

vulnerabilidad, y en cuanto dejemos de exponernos va a manifestarse de nuevo.
- Existen psicofármacos que ayudan a la gente con ansiedad social son inhibidores de recaptura de la serotonina, e inhibidores de la recaptura de norepinefrina y serotonina.
- Se pueden usar otros medicamentos potenciadores como la gabapentina, pregabalina y metilfenidato.
- La terapia cognitiva conductual con exposición a lo que se evita es la clave del tratamiento.
- Los medicamentos son solo unos flotadores que van a bajar al ansiedad a exponerse, los salvavidas sirven para flotar en el agua, en este caso el oceano es el de las personas y el ido a exponerme a su critica,
- El diseño de una escalera para cada una de las tareas a exponerme es una biena estrategia.
- Lo peor que puedes hacer, es no hacer nada.

INTRUCCIONES PARA SALIR DEL INFIERNO QUE PARECEN SER LOS OTROS.

Lo primero es percatarse de que está en el infierno, y que los demás también lo están, pero incluso algunos parecen disfrutarlo. Esto es, no todos los habitantes de ese sitio sufren, solo un grupo, los que tienen fobia social.

Lo importante es que se puede salir de ese espacio, el primer paso es aceptar que la sensibilidad extrema a la crítica es la base del problema. Los seres humanos nos criticamos constantemente, de eso es de lo que platicamos cotidianamente, Las personas que no tienen ansiedad social, incluso dicen: "¡Que hablen bien o mal de mi! ¡Pero que hablen! El verdadero problema es que nadie me tome en cuenta".

La condición de ansiedad social es tratable, se puede rehabilitar y funcionar óptimamente, sin embargo, siempre va a estar ahí, agazapada, porque es un problema con base genética y aprendida, lo que se modifica con el tratamiento es la vulnerabilidad, esto es aprenden nuevas estrategias para el afrontamiento social. Una vez que la ansiedad anticipatoria está controlada el camino estará abierto para tener herramientas para salir adelante e impedir recaídas.

Una de mis pacientes más jóvenes que traté de este problema me decía que cuando notó que las cosas a las que se enfrentaba no eran para tanto, todo se le hizo mas fácil.

Al iniciar su educación media superior (preparatoria), a ella le parecía que todos sus compañeros ya se conocieran de antemano, situación poco probable pues vienen de diferentes escuelas secundarias, ella no podía entablar conversación con nadie.

Por sentirse tan ansiosa XM de quince años por entonces, se refugiaba en la biblioteca en vez de asistir a sus clases de manera regular. Al final del semestre escolar, para sorpresa de sus padres había notas en cada materia de ausente. Se dio de baja temporal de la escuela e iniciamos un tratamiento farmacológico con escitalopram y luego añadimos metilfenidato. Además desarrollaba exposiciones a situaciones novedosas, como era hacer una encuesta de veinte puntos y en una calle pedir colaboración a desconocidos argumentando que era una tarea escolar. Luego empezó a asistir sola a espacios comerciales, en donde se propuso entrar a una tienda de ropa para gente joven. Lo logró a cabo de tres semanas de estar asistiendo de manera constante. Después en una clase de aerobics, la instructora preguntó un día que quien se sabia una canción que estaba de moda. XM, pensó que todo mundo levantaría la mano, pero para su sorpresa, ella fue la única que lo hizo.

La profesora le pidió que pasara al frente a cantar la mencionada canción y ella sin pensarlo mucho lo hizo, desde estar en la última fila, pasó hasta adelante y cantó. "Ahí me di cuenta que no era para tanto estar frente a los demás, simplemente no miré sus rostros mientras cantaba".

Esa pequeña frase: "NO ES PARA TANTO". Fue para ella emblemática. Luego se metió a un taller de teatro y h participado en varias obras teatrales, ahora ya regreso a estudiar la preparatoria.

Este tipo de estilos de afrontamientos nuevos se logran en la medida que van avanzando de en sus exposiciones graduadas. Es una especie de frase emblemática que se dicen cuando van avanzando e inclusive ven absurdos sus temores previos.

Un estudiante destacado de la Facultad de Medicina, asistía a clases con una capucha de su sudadera que le cubría parcialmente la cabeza, al principio pensé que era por frío, sin embargo cuando cambio el clima y siguió asistiendo a la consulta con ese mismo atuendo, fue que al preguntarle, me dijo que lo hacía como una forma de evitar que vieran que "era muy feo".

Al mes de tratamiento, llegó con la cabeza descubierta, sin embargo seguía usando la sudadera. Había en su rostro marcas de acné, normal en personas jóvenes de la segunda década de la vida. Finalmente para el tercer mes de tratamiento ya se había retirado la sudadera. Esta se había transformado en una especie de objeto de seguridad simbólico. En realidad llamaba más la atención ir tapado que estar al descubierto. Uno de los ejercicios de exposición corporal que funcionó con DA, fue el asistir a un taller de danza africana, en donde el movimiento corporal se hace al ritmo de percusiones, y es sin ningún patrón especifico. El percatarse de su movimiento corporal le ayudo a poder comunicarse mas libremente con los demás.

Hay una distorsión en la imagen corporal en alguno de mis pacientes con ansiedad social, que sin ser una dismorfofobia, si les hace percibirse defectuosos o por debajo de los estándares de belleza que han impuesto los medios de publicidad. Las expresiones como "no soy muy fotogénica"; "No me gusta que me tomen videos porque me veo mas gorda"; "Si me tomas una foto no me la enseñes", son expresiones comunes entre ellos.

Hay una imagen que tenemos nosotros de uno mismo. Esta suele ser idealizada, no corresponder a lo que se ve en los videos y fotos. Esto nos produce cierto humor a las personas sin ansiedad social, pero quien padece esta enfermedad no pueden ver sus propias fotografías sin sentirse avergonzados. Un símil común de lo anterior es el escuchar nuestra voz en una grabación. Ciertamente no la escuchamos del mismo tono, pareciera otra persona la que habla. La razón es que al hablar nuestra voz la escuchamos por dos vías, la aérea y la ósea, es decir la vibración se transmite por los huesos del cráneo. Las otras personas si escucha nuestra voz como la oímos en las grabaciones. Esto a una persona con ansiedad social le puede ser penoso, y es un buen ejemplo de lo que ocurre con muchas funciones que el enfermo con fobia social distorsiona.

Si has llegado hasta esta página del libro, es que estas avanzado en la escalera de tu información sobre el tema, eso es ya un gran avance. La frase de Confucio sobre esto último es contundente.

"Si ya sabes lo que tienes que hacer y no lo haces entonces estás peor que antes"

Confucio

www.ingramcontent.com/pod-product-compliance
Lightning Source LLC
Chambersburg PA
CBHW030609220526
45463CB00004B/1225